「青空ハウス」
看護の記録

新型コロナウイルス感染症
宿泊療養施設の49日間

公益社団法人　石川県看護協会　編著

目次

はじめに

　概況を記す。石川県では2020年3月末より急速な新型コロナウイルス陽性者の増加が始まり、4月初旬は恐怖に満ちた緊張感の中、石川県看護協会はその役割を模索していた。4月8日、石川県当該感染症対策部署より担当者が来訪し、宿泊療養所実現のためのスキーム案と看護師配置の打診があった。これを受けるにあたり、当時の新型コロナウイルス対応需要の急速な増大による医療現場の深刻な状況に対して、各現場での看護実践の量と質を確保することが最優先と判断し、看護協会は計画していた行事、研修会、講習会を月単位で取りやめ、可能であれば、現場の看護職以外からの配置を検討した。しかし、ことは急を要していた。日ごとに感染者数が対数的に増加しており、コロナ対応病床数はひっ迫した状況であった。

　ただちに対応するため、まずは自分自身も含め、当協会の看護師免許を有する者、また、そのつてから協力が可能な者への説明、相談、声かけ、協力要請を行ったが、協力者を得ることはなかなか難しかった。しかし翌日、「よく考えた末に覚悟を決めました」という協会職員の言葉があったことを支えに、マスメディアの協力や呼びかけの輪の広がりにより、最終的には12名の協会看護職員と21名の協力者が集まった。そして、4月9日から具体的な見学や研修、現地視察等の準備を開始し、4月16日には療養所の開所に漕ぎつけ、6月3日の最終患者見送りまでの49日間の看護を24時間変則2交代制で実施することができた。

　こうした前例のない状況において、私たちは多方面で様々な課題に一挙に取り組み、看護者として臨んだ日々のこと、その中で整備され円滑化していった運用、それらを落とし込んでいった手づくりマニュアル、いくつもの出来事等を記した諸記録類を残した。この機にこれらを冊子とすることで、勇気と覚悟と新しい看護の構築の過程によって、地域のコロナウイルス感染症への医療提供体制に貢献できたことを整理し、今後も考えられる様々な困難への礎石としたい。

　そして、直接支援に参画していただいた方々、多くの方々の協力や支援、声援に、深く深く感謝申し上げます。

小藤　幹恵

公益社団法人石川県看護協会　青空ハウス担当者一覧

職員

1. 飯田　絹子（いいだ　きぬこ）	看護職　教育研修担当	ハウス担当者として従事 新規支援者向けオリエンテーション担当 （3回目より）
2. 永田　厚子（ながた　あつこ）	看護職 教育研修担当	ハウス担当者として従事
3. 上野谷　優子（うえのや　ゆうこ）	看護職 訪問看護担当	ハウス担当者として従事
4. 上　礼子（かみ　れいこ）	看護職 訪問看護担当	ハウス担当者として従事
5. 霜　貞子（しも　さだこ）	看護職 介護研修・再就業支援担当	ハウス担当者として従事
6. 柏木　栄子（かしわぎ　えいこ）	看護職 助産師出向コーディネーター担当	ハウス担当者として従事
7. 髙城　厚子（たき　あつこ）	看護職 ナースセンター担当	ハウス担当者として従事
8. 山下　摩利子（やました　まりこ）	看護職 ナースセンター担当	ハウス担当者として従事
9. 北川　芳美（きたがわ　よしみ）	看護職 ナースセンター・訪問看護担当	ハウス担当者として従事
10. 中出　みち代（なかで　みちよ）	看護職 医療勤務環境改善支援担当	ハウス担当者として従事 実践リーダー担当
11. 平前　政武（ひらまえ　まさむ）	看護職 ナースセンター担当	ハウス担当者として従事
12. 谷内　孝範（やち　たかのり）	事務職 事務局長	事務総括 対外調整
13. 牧　美奈子（まき　みなこ）	事務職	WEB通信担当
14. 中川　友子（なかがわ　ともこ）	事務職	広報担当
15. 中村　邦子（なかむら　くにこ）	事務職	後方支援担当
16. 竹村　美穂（たけむら　みほ）	事務職	後方支援担当

役員

1. 小藤　幹恵（こふじ　みきえ）	看護職 会長	総括担当
2. 小林　千鶴（こばやし　ちづる）	看護職 専務理事	総括担当
3. 塩村　京美（しおむら　きょうみ）	看護職 常任理事	ハウス担当者として従事 リーダー、バックアップ支援担当
4. 青木　範子（あおき　のりこ）	看護職　前専務理事	総括担当

概 要

COVID-19 と向き合う日々

小藤　幹恵

新型コロナウイルス感染症に対する取り組み

2020年1月の武漢の状況と国内初の新型肺炎患者発生の報道に懸念を抱きながら、2月に入ってから石川県看護協会は協会行事の変更や対策を始めました。実際に石川県では2月21日に1例目が報告され、県内に大きな衝撃が走りました。

まず、県内に15訪問看護ステーションを運営する「石川県医療在宅ケア事業団」(県看護協会長が副理事長を務める)から対応マニュアル作成に関する相談が入り、2月24日に発出された介護保険最新情報に基づき、各ステーションで現状の理解を深める必要がありました。この時すでにマスクをはじめとする感染防護用品が非常に不足しており、現場も行政も苦慮していたのです。県内の他の訪問看護ステーションとも声をかけ合い、消耗品、職員、業務に関する状況を知り、どう対応するかについての情報共有を図っていきました。

2月末には、小中学校休校に伴う看護師不足が推測されましたが、各病院の努力で乗り切ることができました。それと並行して、県ナースセンターのコロナ対応にかかる臨時雇用者の募集を行って数名の応募を得ましたが、実際の就職には至りませんでした。

国内、県内において刻々と緊張感が高まる状況の中、石川県内各地区理事等からの電話等の折に実情把握することや、3月下旬に県内看護管理者、感染管理認定看護師等との新しい現実への立ち向かい方等、情報共有の場を持つことで、看護協会の役割に関する示唆を得ることに努めました。先の見えない中で計画修正を繰り返す日々でしたが、3月末から県内陽性者急増の兆しが見られてアウトブレイク様相と判断したことから、当県協会方針を「各現場で一人でも多くの看護師がそれぞれの場で実践できることを支援する」とし、諸予定は5月末までの休止、変更とすることを知らせ、その後6月末までの延長としました。石川県は4月に特定警戒県に指定され、人口10万人当たりの感

染者数が東京都に次いで2番目となり、金沢市ではそれを上回っていました。この間、石川県健康福祉部医療対策課と連携を深め、コロナ対応にかかる協力を精一杯しようと考えている看護協会の姿勢も伝えています。

4月8日には、県との協議により、看護協会は後に詳述する宿泊療養計画に参画することになりました。

次いで、4月初旬にクラスターが発生した病院へ訪問、臨時雇用看護師1名の派遣を行いました。その後4月中旬に発生したもう一つのクラスター発生病院へ、5月中旬より19日間、2名×4日×6チームの災害支援ナース等を派遣しました。応援終了1週間後からは同院での陽性者発生が見られなくなり、同院は4月19日の陽性者発生以来、6月25日には、4週間の陽性者発生がないことを踏まえ、終息宣言となりました。

4月設置の石川県医療調整本部会議に県看護協会長として出席したこと、看護協会に防護具をはじめ多くの善意が寄せられ、それらをホームページで逐一報告し、また各施設にただちに届けることができたこと等も、感謝と一体感を分かち合えることであったと思います。

5月22日には、県庁に赴き県知事へ要望書をお渡しし、懇談により実情を話す機会を得られ、その中で知事から宿泊療養やクラスター病院への看護支援について感謝の言葉をいただき、終了後には各種報道機関の囲み取材により、要望内容である危険手当、経営基盤強化による看護体制確保、看護師養成所の環境整備を要望する内容を伝えることとなりました。

宿泊施設運営の経緯

1）行政からの要望

4月8日、県地域医療推進室・医療対策課より、急増する感染者に対応できる医療体制構築のため、宿泊療養施設の開設を含むプランについて説明と協力の依頼がありました。行政から示されたプランでは、軽症者は今後自宅療養等も検討するとありましたが、ホテルでの宿泊療養が可能かどうかの打診でもありました。県ではすでにホテル選定の検討も始まっていました。県担当者の説明を受けた直後に当看護協会事務局所属看護職員との検討を始めました。早速最大の課題である、看護職員の確保に取り組みました。11日夜、県、調整本部、医師会とともに計画の具体化を進め、当時の用具不足状況の中、県では宿泊施設用の体温計の入荷が困難であり、看護協会保有のものをすべて持参することとし、入所対象者は「陽性者はすべて入院することとし、そのうち、入院後臨床症状が軽快し、自立した生活ができ、持病、高齢者、妊婦ではない方で、検査が2回連続陰性となるまでの人」とすること等、具体化されました。

2）人員の確保

石川県看護協会事務局勤務の看護師免許を有する職員、その知り合い、ナースセンター求職登録者へ、直接または電話で呼びかけ、ホームページへの協力要請の緊急アップ、NHKへの連絡と取材への応諾から4月13日には地元番組放映等もあり、覚悟を固めて臨む協会職員を核として、定年後のOBを中心にぽつぽつと

61 名の応募がありました。5 回開催のオリエンテーションには延べ 38 名の参加があり、その中から 21 名がこのシステムに徐々に参画することとなり、看護協会 12 名の看護職員と合わせ延べ 33 名がケアに携わりました。オリエンテーション参加者の中からは、クラスター発生病院、県保健師各 1 名を派遣することもできました。

　募集にあたり、県によるホテルの確定や計画の公表、開始日等、すべての検討が同時進行となっていました。前例のないこととはいえ、責任ある発信も必要です。まだ公的な発表ができず、決まっていないことばかりの状況下で、この社会的ケアシステムを円滑に回す大きな歯車となる看護者として参画する志とボランタリーな姿勢を必要とすることを軸に、「まずは始めよう」と募集を呼びかけました。

3）準備

　人員確保を進める一方で、当時、退院まで療養者を担当していた指定医療機関に依頼して、4 月 9 日、協会職員とともに訪問し、ケアの概要等の説明を受け、手順や必要物品等、開設に必要な情報を得ていきました。訪問により双方が状況を分かち合い、県下一体となって処する機運も強まったと感じました。翌 10 日、会長は本部調整会議に出席、11 日には県での具体計画の打ち合わせに専務、常務とともに出席、15 日には 2 カ所目の指定医療機関を見学訪問している最中に、県より「ホテルが決まった。開始は 16 日で公表する」との連絡が入りました。これを受けてその日の夕方には関係者でホ

テル視察を行い、現地で初顔合わせとなるメンバーで慌ただしく設営を始めました。

　協会内では、協会看護職員で、感染対策に関する研修、演習を行い、また、様々な立場の有志が参画するチームの結成に際して、そのチーム名を「ハッピー・エンジェルチーム」と名付けました。さらに、療養される方々がここに来てもうひと頑張りし良くなって退院までを過ごしいただくことを願って、宿泊療養所の名称を、「青空ハウス（診療所）」と命名しました。24 時間 2 名の看護職員と事務職員複数名、医師チーム、派遣される検査実施チーム、ホテル職員による組織体制が敷かれ、看護チームでは、交代制の勤務表を作成しました。リーダー2 名（協会事務局で勤務管理や連絡調整等担当、現地青空ハウス実践担当）を置き、WEB やケータイで連絡し、コミュニケーションを維持しました。

　開始にあたり、地元業者さんに、この取り組みへ参画するためのユニホームやシューズについて相談しました。その結果、一体感があって他の病院と重複せず、かつ年齢・性別を問わない服、軽くて履き心地の良い靴を提案、寄贈していただき、大いに励みになりました。

　開設前日は、派遣された DMAT（災害派遣医療チーム）の医師、ともに働く多職種メンバーとの膨大な打ち合わせが続けられ、内部の整備、日課、手順、施設内ゾーニングの徹底、多職種や本部等との連絡体制、緊急事態発生時の対応等、特に看護については非接触、非対面での観察をはじめとする生活全般への支援方法、動線等が形づくられました。開設からの 2 週間の

ミーティングでは、運営に関して、勤務者が体験するごとに、新規入所者に対応するごとに、新たな視点が積み上がっていきました。それらをマニュアルに刻々と反映させ、PPE（個人防護用具）着脱場所でも、いつでも、だれが見ても、適切に行動できるように整えられていきました。また、PCR検査は県での役割分担のもと別途チームが派遣され、ホテルの一角で実施され、呼び出し案内や結果説明は、事務方と医師のほうで担当していました。

具体的な成果やケアにあたった
看護職や入院した方からの声

　4月1日の時点で、県内入院者数は10名、入院調整中の方は1名でした。患者が急速に増加する中、県は当初対応病床520床と発表していたものを170床に下方修正しました。青空ハウス開所当日、県内全体では入院105名、入院調整中の方35名、宿泊療養者4名でした。徐々に病院から青空ハウスへの移行が進み、開所から2週間目の4月29日には入院調整中の方は解消しました。また、ベッド使用率は4月23日から8日間は8割を上回る状況でしたが、4月30日には8割以下となり、以後漸減し、陽性判明者の入院が即時円滑に行われるようになりました。ホテル療養は、4月30日の時点で、入院患者184名中56名、その翌日には最多63名にまで比率が上昇し、5月4日には160名中51名と、治療中患者の3割以上を担当する日々でした。当ホテルは県内の報道や会議の席で、「青空ハウス診療所」と

呼ばれるようになりました。

　実際に初期の2週間は、膨大な業務やゾーンを超える業務、予定外に発生する諸事項も加わる中で、業務内容の精緻化を図りながら進むという怒涛のような日々で、職員たちの疲労の色が濃くなっていきました。当初から、職員は笑顔、親切、やさしさ、強さを、免疫力アップと難局を乗り切る原動力として重視していましたが、慣れない多くの仕事に耐え忍んでいることもよくわかりました。そこで、部署会議と位置づけて、チームメンバーが大きな会場に間隔をあけながらも一堂に会して、現状を話し合う機会を持ちました。そこで得たヒントを県職員に伝えて改善できたこともあり、ささやかですが、お弁当を温める電子レンジを届けたりもしました。

　4月下旬からオリエンテーションを終えた協会外の支援者の勤務が開始となり、レッドゾーンの入所者へのお弁当を届ける業務の外部委託開始による負担軽減も図ることができ、チームメンバーに明るさが戻ってきました。看護の視点は、電話等での対面できない中で、中身を深めることに一層注力しました。患者は繊細な精神状態になっており、状況の理解や声のかけ方、飲み物の種類への配慮等、心を込めていきました。また、一刻も早く退院したいという願いを受けて、「PCR検査結果が陰性でありますように」と、一緒にお祈りをしたりしていました。

　療養者最後の方の退院の時、拍手と握手で見送りました。6月3日までの49日間で、116名の方が青空ハウスから退院しましたが、その数は当時の全陽性者数の半数以上でした。施設

は当分設置を継続するため、6月中の看護師勤務は待機態勢としました。

第2波、第3波に備えて
県看護協会として行っていくこと

　4月の緊迫した県内において、精神科病院と高齢者の多い病院でクラスター発生が起きて、市中感染となったCOVID-19の脅威の現れ方をまざまざと見せつけられ、衝撃を受けました。看護協会では5月後半に高齢者施設や障害者施設の相談に応じる経験をし、以下の7点が必要だと考えました。

①様々な職種・職名・職位を超えた施設全体を
　単位とした感染対策
②ウイルスを持ち込まない対策
③早期の発見に加えて、速やかに診断プロセス
　に載せること
④行政対応の仕組みの理解とコミュニケーショ
　ンの深化
⑤一時的隔離とそのケアの構築
⑥具体的・継続的な情報と知識の共有方法
⑦演習による訓練の実施

　クラスター発生時の応援・支援については、今回の第1波では苦慮しましたが、組織・看護師による不安や偏見に対する自らへの問いかけに、対応の出発点があるように思いました。合わせて、感染経路を確実に遮断するPPE等物資の充足は必須だと考えます。

　県内全体の感染症対応力を底上げする全体構想の中で、看護協会は、県や県内の看護管理者や専門的看護者、地域協力者、保健所、行政の方々と連携・協力し、医療以外の看護職の関与が少ない高齢者や障害者等施設に向けて、①感染対策に関する相談に応じること、②実際の場で、ともに感染対策を見直し、考え、想定し、備えることを支援する活動を開始しました。

　また、前例のない事態での経験の共有についても、考慮していきたいと考えています。

月日	国内感染者累計（＊1）	県内感染者累計（＊2）	感染症関連の動向
1/16	1	0	神奈川県で国内初の感染者を確認。
2/21	79	1	石川県で初の感染者を確認。
2/26	149	4	
2/27	171	5	国が大規模スポーツ・文化イベント等の開催自粛を要請（今後2週間）。
2/28	195	6	国が小・中・高全国一斉休校を要請（春休みまで）。
3/2	239	6	
3/5	302	6	4月に予定していた中国の習近平国家主席の来日延期が決定。
3/23	1,057	8	
3/24	1,095	8	東京オリンピック延期が決定。
4/2	2,306	16	
4/3	2,541	24	中央ナースセンターが都道府県看護協会長へ潜在看護職確保を要請。
4/6	3,569	45	日本看護協会福井会長が記者会見し、現状説明及び国民へのメッセージ等を発表。
4/7	3,817	51	国が東京都など7都府県に緊急事態宣言を発令（5/6まで）。
4/8	4,168	66	日本看護協会が全国の潜在看護師に向け、復職を呼び掛け。
4/10	5,246	92	金沢市の人口10万人当たりの感染者数が13.7人と、東京都の11.0人を抜いて全国1位に。
4/11	5,902	104	県内での複数の集団感染発生を受け、厚労省クラスター対策班が石川県入り。
4/13	7,123	121	石川県と金沢市が独自に緊急事態宣言を発令（5/6まで）。
4/15	7,964	140	県が軽症者等の受入で東横イン金沢兼六園香林坊を借り上げ。
4/16	8,442	146	国が緊急事態措置対象地域を全国に拡大。 石川県を含む13都道府県を特定警戒都道府県に指定。
4/21	10,974	190	
4/22	11,350	199	金沢市が市長と副市長の給与減額分の一部を県看護協会への支援費に充てると発表。
4/28	13,422	245	
5/4	14,895	267	国が緊急事態措置を5/31まで延長。
5/8	15,382	275	県内の感染者が3/29以来40日ぶりにゼロとなる。
5/11	15,630	280	厚労省クラスター対策班がクラスター発生病院を再調査。
5/12	15,706	283	
5/13	15,854	284	県が感染症病床を233床に積み増した結果、病床使用率が約4割に低下。
5/14	15,908	284	国が石川県を含む39県で緊急事態宣言を解除。 県が休業要請解除の判断基準となる4項目のモニタリング指標を設定。
5/20	16,212	290	県がパチンコ店等88業種への休業要請を解除。
5/21	16,251	292	国が大阪府、兵庫県、京都府の緊急事態宣言を解除。
5/22	16,339	294	
5/25	16,404	295	国が残る東京都、千葉県、埼玉県、神奈川県、北海道の緊急事態宣言を解除。
5/28	16,498	297	
5/29	16,532	298	県が厚労省の通知を受け、患者の退院基準を変更。
5/30	16,607	298	
6/1	16,679	298	県が接待を伴う飲食店等10業種を含む全業種への休業要請を解除。
6/3	16,779	298	

3/30より
県内で連日感染者を確認。

COVID-19 石川県看護協会の記録

石川県看護協会の対応
県内訪問看護ステーションの感染症対策と問題点についてアンケート調査。
3月開催の理事会を書面理事会に変更。一部委員会を中止。 県内訪問看護ステーションに向け、感染症に関する各種情報を提供(5/7まで随時)
理事会メンバーによる意見交換会を開催(9名参加)。 5月までの協会行事は規模を縮小して実施することで合意。
第1回新型コロナウイルス感染症対策緊急会議(事務局)を開催。
6月までの協会事業をほぼ全面中止(一部延期)。
感染症対応による看護職員臨時雇用紹介のメール等を eナースセンター県内登録者204名に送付。
第2回新型コロナウイルス感染症対策緊急会議(事務局)を開催。
金沢市相川副市長と保健局越田担当局長が激励に来所。
青空ハウス診療所(東横イン金沢兼六園香林坊)への患者移送開始。 当面は協会看護職が2名ずつ交代で常駐。
第1回青空ハウス診療所看護従事者説明会を開催(13名参加)。
青空ハウス診療所での看護従事者に公募の復職者が加わる。
令和2年度第1回理事会(書面開催)で8月までの研修中止等を決定。 第2回青空ハウス診療所看護従事者説明会を開催(10名参加)。 県内訪問看護ステーションに向け、事業所休止時におけるかかりつけ医『訪問看護 指示書』の取り扱いについて情報提供。
第3回青空ハウス診療所看護従事者説明会を開催(8名参加)。
「看護の日」に合わせ、金沢市寺町の妙法寺住職らが新型コロナの犠牲者への 追悼と医療従事者等への感謝の気持ちを込めて正午の鐘をつく。
クラスター発生病院へ災害支援ナースを派遣(6/1まで)。
石川県看護協会と石川県看護連盟が連名で谷本知事に要望書を提出。
第4回青空ハウス診療所看護従事者説明会を開催(2名参加)。
令和2年度通常総会を委任状出席により開催。 令和2年度第2回理事会(書面開催)で研修・委員会・就職情報交換会等の開催準備を開始。
青空ハウス診療所の療養者が全員退所。

3/16頃より県民の皆様からの
支援物資等が協会に
届くようになりました。

4/13小藤会長が
NHKかがのとイブニングに出演。
これを契機にマスコミの取材が
相次ぐようになりました。

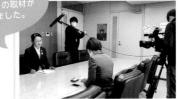

手作りのマスク、
県のマスク購入券で購入したマスク、
楽天ポイントで交換した雨合羽、
そして特別定額給付金の10万円など、
多くの県民の皆様が思い思いの形で
ご支援を寄せてくださいました。

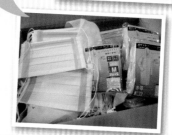

第2章

青空ハウス開設までの動き

新型コロナウイルス対策看護師部会議事録 　4月8日

軽症者用の宿泊療養施設開設に協力することとなり、看護師部会ではその対応についての話し合いを行いました。議事録には、不安な気持ちを抱えながらも、「自分たちが看護協力しなければならない」という当時の協会看護師たちの使命感が記されています。

開催日時：2020年4月8日（水）11：00〜11：50
出席者：霜（進行）・永田・飯田・高城・山下・北川・上（書記）

1. 目的

石川県の現状から、「看護協会の職員として、今何ができるのか」。一人でできないことでもチームでならばできることがある等、個々の思いを話し合う。

2. 意見交換の内容

○自分たちが行かなければならないかなと思っている。軽症患者がPCR検査で2回陰性が出るまでの期間、常駐するという役割を担う看護師が集まらなければならない。人手不足ならば自分たちがその役割を担わなければならない。自分たちのリスクを思うと、気分が重くなった。

○体制の整った、決められたところに行くので

あれば、できる気がする。

○自分たちが対応した場合、新型コロナウイルスの媒体になる可能性がある。それでも行かないといけないのか。

○私たちは、臨床の新人よりは良いくらいのレベルである。できるとすれば、介護施設等の人出不足になった場合に手伝いに行くことくらい。

○どうしようもなくなったら……という状況になったときまでは静観していてもいいのではないか。軽症であっても私たちに対応ができるのか。私たちが媒体になってはいけない。例えば、一般病棟でのお手伝いやペア制ならば、何かできるかもしれない。

○知識・技術もない自分が行くことになると考

えると、憂鬱になった。一人でできないことも二人でならばできるはず。私たちでできることを考えてみるのが大切だと思う。ホテルでの業務を思うと、怖いからこそ皆で考えたらいいのではないか。

○皆さんの意見を聞いて、気づいていないこともあり、共感できる話し合いであった。「協会のメンバーが現場に出るのか」と聞かれたならば、「行きます」と答えると思う。気がかりなところは何点もあるが、みんなで協力して調整すれば、業務に支障なく行けるはずである。

○「看護職を守る」が会長の考えである。その看護師を助けるために、ホテル・施設に行き、患者さんを守らなければならないと思う。

○一人が３～４カ所（マーケット等）へ行って、一般住民への啓蒙活動をしてもいいのではないか。

○ライセンスを活かす。何ができるか。入口より出口でできることは何か。ホテルに行ったら、私たちは濃厚接触者になる。その後の対応が大事になる。覚悟しないといけない。

○ホテルでの対応が、私たちの身の丈に合った業務なのか。当面はそのための準備をしておくだけでいいのではないか。

3. まとめ（3点）
◎覚悟があるが、自ら手を挙げて行くには自信がない。私たち自身が媒体になるという不安がある。
1）市中感染を拡げないためのPR・指導
2）介護施設等でシフトの穴を埋める
3）ホテル（施設）で軽症患者への対応をする

4. その他
　マスコミにもっとメッセージを発信して、潜在看護師に趣旨を知っていただく必要がある。

県立中央病院への視察レポート 4月9日

施設を開設するにあたって、協会長ら幹部が新型コロナ対応の指定医療機関を視察し、現在の状況、出口支援、必要物品、業務内容、患者の転院方法等についてヒアリングしました。

日時：2020 年 4 月 9 日（木）15：00 ～ 16：00
出席：●●看護部長（県立中央病院）
出席：小藤会長、青木専務、塩村理事、谷内事務局長、上、霜（書記）

1．現状について

・県内では本日現在、66 名が入院、5 名が退院した（8 日現在の報道による）。
・県内の医療崩壊を防ぐために、看護協会はこれからも支援していきたい。
・現在、ナースセンターはコロナ対応以外で働ける人を募集している。
・さらに、協会はコロナ対応に対して OB の方を確保し、後方を支える検討を始めている。
・すでに、東京、神奈川、愛知、福井などの看護協会で実績がある。

2．出口（医療の後方、PCR 陰性を待つ人）を支える準備について

・石川県でも、ホテルなどの準備を進める検討に入るとの情報を非公式で得た。
・医療施設以外での受け入れを、OB のナースが担当する場合の準備についての協力をお願いしたい。
・必要物品、準備
　○ゾーニング
　○スタッフステーション
　○ゴーグル（粘膜の保護のために必要）
　○マスク（エアゾルがなければ、N95 ではなく、サージカルマスクでもよい）
　○ガウン（PCR の採取時など飛沫暴露の可能性がある行為以外であれば、エプロンでよい）
　○手袋
　○手洗いの徹底
・業務内容
　○基本、衣食住を提供・確保できればいい
　○検温（熱を測るよう、インターホン・電話越しで聞き取りをする）
　○配膳（台の上に置くなど、手渡さない工夫）
　○排泄（室内）
　○入浴、シャワー（室内）
　○ PCR 検査（医師の介助、運搬）
　○環境整備、清掃（室内は個人、公共は拭き取り）

3．施設移動、その他

・移動（病院職員には全面的に協力をお願いしたい）
・経過観察の記録類（退院後の方なので不要ではないか）
・看護の引継ぎ（書面〈ガイドライン、手順など〉により、口頭でもお願いしたい）
・現場に直接出向いて、現地での指導をお願いしたい。

協会職員向け事前研修用資料（抜粋）

協会看護師たちが勤務するにあたって、事前研修のオリエンテーションを行いました。その時に使用した資料の一部を抜粋して紹介します。

職 員 の 役 割

- ・患者へのオリエンテーション
- ・健康管理・ゾーニングの厳守
- ・PCR検査介助　稀に
- ・職員の健康管理

患者編

健康管理

- ・問診表の記載(資料1)
- ・10時・18時の体温測定・経皮酸素飽和度の測定
- ・測定結果のマイカルテ(資料2)への記載
- ・看護職への報告(上記測定結果と症状等)
- ・室内での適度な体操
- ・1時間ごとの喚気と水分摂取
- ・手洗いとうがいの徹底・食後の歯磨きの励行

食 事

- ・お弁当を、受け取りに来る(案内の順番通り)
- ・食事前後の手洗い
- ・ゆっくり、よく噛んでいただく
- ・食事に用いたものをナイロン袋に入れる。2重に。
- ・所定のところに置きに来る。
- ・食後の喚気・歯磨き

室内環境の整備

- ・避難経路の確認
- ・すべて自力で行う。面会は禁止。
- ・ベットメーキングを行う。シーツは、2週間使用。
- ・掃除・洗濯は、自力で行う。室内の拭き掃除は、次亜塩素酸で
- ・出たごみは、袋を2重にして、所定のところに出す。
- ・リラクゼーションの工夫　音楽やテレビ他
- ・1時間ごとの喚気
- ・適切な室温・湿度の管理(エアコンの調整)(25℃65%)

感染防止

- ・常に、マスクの装着
- ・室外では、ゾーニングの厳守(赤色のゾーンのみ)
- ・人と人との距離は、2～4メートル開ける。
- ・確実な手洗い
- ・確実なうがい(最初は、ブクブク、次にガラガラ)
- ・ごみは、袋を2重(一度縛った後にもう一回袋へ)
- ・適宜の入浴(室内)
- ・1時間ごとの喚気
- ・適切な室温・湿度の管理(エアコンの調整)

看護職編

出 勤

- ・駐車場の確認　避難経路の確認
- ・自分と職員の体温測定・症状の観察(看護管理日誌)
- ・部屋の確認(医師・事務・看護職)
- ・ゾーニングの確認と厳守
    - レッドゾーン不潔区域
    - グレーゾーン中間区域
    - グリーンゾーン清潔区域
- ・自室での更衣
- ・放送を使っての挨拶・労い
- ・緊急連絡網の確認
- ・食事、・報告等は、2～4メートルの距離をとって!!

患者の入所基準

軽快者

臨床症状が軽快して、臨床判断によって入院医療が必要ではないが、陰性化しない人(14日程度の目安)

患者の退所基準

PCR検査が
2回連続で陰性

患者の健康管理

- 電話による健康状態の聴取(資料3)
- 問題・疑問へのアドバイス
- 個人カード(資料4)の作成
- 看護管理日誌の記載
- 13時　医師等ミーティング、調整本部への報告

ガウンテクニックと感染防止(着方)

1. グリーンゾーンで防御衣を着る。(自由に)
2. マスクをつける。
3. 1枚目の手袋をつけ、袖の外側を覆う。
4. フェイスシールドをつける。
5. 2枚目の手袋をつけ、もう一度袖の外側を覆う。

ゾーニングの厳守

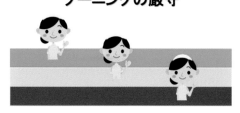

レッドゾーンでの活動時は、必ず防御衣の着用を!!

患者と接するとき
PCRの検査の介助(稀ながら)

ガウンテクニックと感染防止(脱ぎ方)

介助者必要(介助者は、マスク・手袋・普通のガウン着用)
1. グレーゾーンに立つ。
2. 手指消毒液を含ませたガーゼで、外側の手袋を拭く。
3. フェイスシールドのバント部分を持ってはずす。
4. もう1枚の手袋を消毒液で消毒する。
5. 介助者は、防御衣の外側に触れず、内側を持ち裏返しながら脱ぐ。
6. 手袋と防御衣を一緒に脱ぎながら、グリーンゾーンへ移動する。
7. すべて、ハザード袋に入れて破棄する。

感染防止

1. 患者から出されたごみ袋は、レッドゾーンにある。それを感染性廃棄物の袋に入れ、袋の外側を消毒薬で拭いて、業者に依頼する。

職員の健康管理

日勤の14時の時点で、以下の確認をする。

翌日の勤務者及び家族の健康状態の聴取
発熱、上気道症状、味覚・嗅覚異常、
発症した人との接触、家族の県外へ
の出張等行動歴。
異常があれば、塩村理事に
連絡して、勤務変更をする。

感染患者の概括(全国)
→注意すべき年代!

単位:人

	90代	80代	70代	60代	50代	40代	30代	20代以下
死亡者	11	36	37	9		2	0	0
重症者		21	32	39		10	5	2
感染者			649	809		1100~	1200	

2020.4.12現在 毎日新聞より

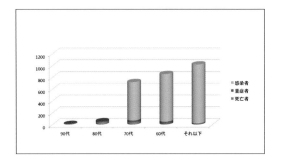

徹底的な感染防止‼

笑　顔

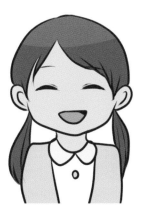

免疫力を高めるために、
個室では大きな声で
ワッハッハー

患者さん等がいるところでは、
モナリザの微笑み

出発の日

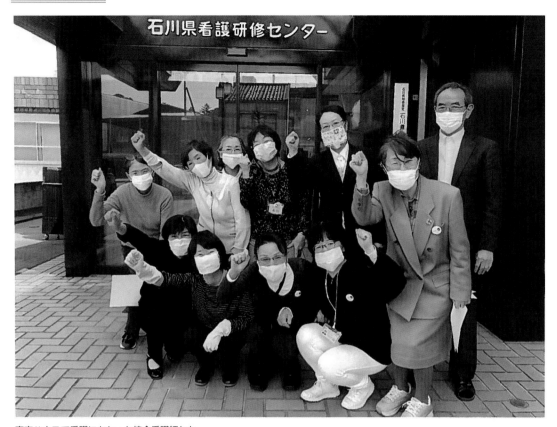

青空ハウスで看護にあたった協会看護師たち

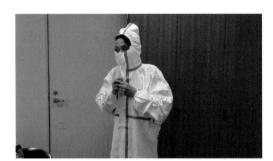

視察病院での実技

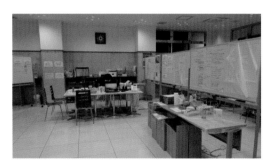

ナースセンター

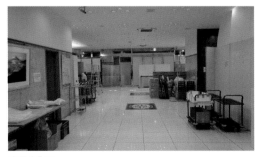

ホテル入口

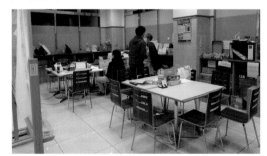

事務職員詰め所

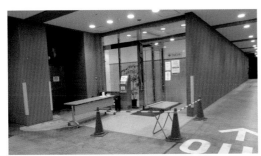

出入口

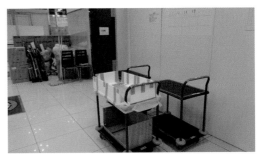

配膳ワゴン

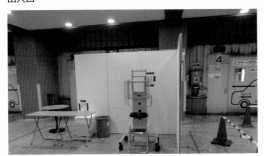

PCR 検査場所

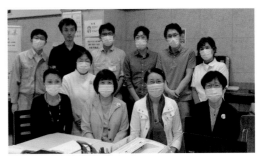

最終退所者を見送って

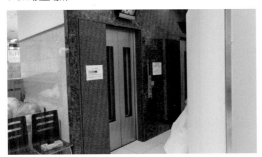

エレベーター鍵管理ゾーニング表示

統括・実践リーダーの報告

チーム「ハッピーエンジェル」の結成から勤務終了に至るまで
～統括リーダーの報告～

塩村　京美

1. 協会職員が協力を決意する

【緊急ミーティング】　4月8日（水）13時30分〜15時15分

県庁医療対策課長より、石川県内新型コロナウイルス感染症の拡大による医療崩壊を防ぐために、軽症者宿泊施設を導入し、そこでの看護に看護協会の協力をお願いしたいという旨の依頼があった。

この要請を受け、緊急ミーティングを開催して職員全員に説明した。「福井県では看護協会が軽症者宿泊施設での看護に協力している状況を鑑み、石川県内の感染症者数が100名を超えている医療機関における医療崩壊を防ぐために、協会のやるべきことは軽症者療養施設を立ち上げ、その運営に協力する必要性を感じているが、職員一人ひとりの考えを聞きたい」と説明。職員は、会長の提案は納得できるが、この危機的状況においてすぐに返答はできない、家族等へも説明し、協力が可能であるかを確認し

てから回答したいとした。

翌日、9時00分から看護職員全員（役員を除く）で意見交換をし、11時00分に職員の代表として、霜・上が会長、役員に報告を行った。職員全員の意思決定として、「職員全員、危機感・不安・葛藤は強い。協会に勤務する職員として協会の目的である『人々の健康な生活の実現に寄与する』ことを自覚し、看護職としての使命感を優先し、できる限り協力したい。感染予防対策を確実に行い、『うつらない・うつさない』看護を基本に、入所者の安全・安心、健康管理・生活支援をしていきたい」と報告した。職員からは事前に、「石川県内の医療機関の看護の状況や感染対策等の把握と、潜在看護師等の求人についてマスコミ等を利用した積極的求人募集の実施」という確認と要望があった。

その後、石川県内の感染症指定病院である石川県立中央病院、金沢市立病院に訪問して看護の状況、感染対策等について説明を受けた。

宿泊施設の名称は「青空ハウス」とし、参加する看護職員チームを「ハッピーエンジェル」と命名し、体制づくり、入所者の「遠隔看護」についての検討を重ね、4月16日（木）に出陣式を迎えた。

2．21名の協力（支援）看護師が決まる

　新型コロナウイルス感染症の対応における看護師の求人については、ナースセンターから求職登録者約200名への再メール、協会HPや協会職員による紹介、マスメディアの軽症者を対象とする宿泊施設開設報道により、総数61名の応募があった。

　説明会は5回開催して、支援者として21名が決定し、4月21日（火）から順次支援に入った。支援者の年齢は25歳〜70歳（平均年齢53.3歳）。定年後の方が12名と多く、求職活動中の方、海外から一時帰国している方等もいた。

　説明会は、協会長とリーダーから、新型コロナウイルス感染症軽症者宿泊療養での看護の特徴、宿泊施設における感染予防対策と防護服の着脱方法、ボランティアとしての参加（処遇等について要望のある方はナースセンターに確認することとして求職登録説明）、勤務体制について説明した。

　青空ハウスの勤務は、二人体制・変則2交代勤務、協会職員とのペア体制で、勤務開始前後の体調チェックは徹底することとした。業務に入る前には、看護師の安全・安心管理を徹底することが入所者の安全・安心につながることを念頭に、感染防御について医師と十分に検討し、デモンストレーションで確認してから実施することを徹底した。

　勤務表作成については、働きやすい勤務体制づくりを念頭に、日勤・夜勤の回数は個人の希望を取り入れて、1人当りの日勤・夜勤合わせて月に6回程度とした。

　青空ハウス勤務は6月3日（水）17時30分までで、49日間の勤務は終了した。

　6月22日（月）には、ハッピーエンジェル「感謝の会」を開催。そこで、支援者の体調確認、支援活動の総括、協力者による支援を通しての感想、今後の課題等について意見交換した。また、事務局長から協力者へのお礼等についての説明も行った。

遠隔看護という新しい看護に挑戦する
～実践リーダーの報告 ❶ ～

中出　みち代

『肉体労働でなく頭脳労働』
—ナイチンゲール看護覚書より—

　人類の歴史は感染症との闘いとも言えるが、幸いにも人類はこれまで得体のしれない細菌やウイルス等に打ち勝ってきた。

　だが2020年になって、新型コロナウイルスという新しい感染症が登場。この感染症にはワクチンや特効薬がない状況で、世界各国では感染者数や死者数が日に日に増加していくという事態に直面してしまった。

　そんな未知の状況下で、不安や恐怖を感じているのは患者さんだけではない。医療従事者も感染リスクがある中で、彼らを診察、看護しなければならないのである。自らが新型コロナウイルスの媒体となってしまうと、自分だけでなく、身近な家族や友人にまでうつしてしまうという恐ろしい事態を招くことになる。

　こうした緊張感の中、私たちは看護をすることになったのである。

　そもそも看護とは、患者さんの生命力の消耗を最小限にするよう、食事・排泄・清潔・環境等すべての生活過程を整えることである。そのためには、患者さんを観察することが第一の活動であると言える。

　ところが、今回私たちが行った看護は、通常の業務で行う看護とはまったくの別物であった。感染防止の観点から、観察どころか対面することもできず、遠隔で看護するという、これまで経験したことのない新しい看護方法を実践しなければならなかったのである。

　そのために、必要となったのが遠隔看護のマニュアル作成で、今後、第二波や第三波がきても完璧に対応できるくらいのマニュアルが必要となった。それに加えて、ウォーキング・アクション・マニュアルも準備した。勤務中に想定できる動線付近の目に見える場所にマニュアルを貼ることで、現場で常時、業務内容を確認・把握することができるようになるのである。

　さらに遠隔看護では、処方薬にも影響が出る。通常の内服薬投与では患者さんのその後の状態を把握する必要があるが、遠隔では患者さんの観察が不可能である。そのため、内服後の観察を必要としない薬を処方することになった。実際に処方する時には、直接患者さんに与薬することができず、内服方法や注意事項を電話でお伝えすることになったのである。

　そのため、災害支援としてDMATから持参された薬は使用することができなかった。DMATの薬（降圧剤や抗生剤、グリセリン浣腸等）は、患者さんに接して内服の効果や変化、副作用を観察することが前提となっている。だが、今回は患者さんがいるレッドゾーンへの立ち入りができないという制約があった。

　実際に遠隔看護を行うケースとなったのは、眼球結膜に異常を感じ、新型コロナではないか

と不安を訴えた患者さんへの対応時である。まず患者さん自身がスマホで自分の眼を撮影したデータを転送していただいて、当日の担当医が診断することになった。さらに、眼科専門医にもデータを転送した結果、瞼裂斑（けんれつはん）であるという診断が確定した。新型コロナとの関連が否定されたことで、ようやく患者さんは安心することができたのである。

　他方で、遠隔看護では対面しないで電話確認になるので、患者さんが不安になって看護師にクレームがくるという事態も経験した。「いつも同じことばかり聞いて、何をしているのだ！　2日前に言ったことを共有していないのか！」と、患者さんが激昂してしまったのである。日を重ねるにつれて、患者さんの不安や苛立ちは増大していくので、私たちもマニュアル通りに健康確認の電話を行っても意味はないことを痛感した。大事なのは、遠隔でも患者さんの心情に寄り添える看護を目指すことであろう。

　最終的には、6月3日に患者さんが全員退所することとなり、私たちの長く感じた49日間の遠隔看護は終了した。

　折しも、2020年はナイチンゲール生誕200年にあたる。今振り返ると、まるでナイチンゲールが陰ながら私たち看護師を応援してくれていたようにも感じた。

青空ハウスにおける日々の活動内容
〜実践リーダーの報告 ❷ 〜

中出　みち代

4月8日　本日は水曜日だが、私は週1日（月曜日）の勤務体制だったので、看護協会長が軽症者向け療養施設に協力すると決断していたことを知らなかった。その日勤務だった7名の職員によって、すでに議論は始まっていた。

4月9日　具体的に後方支援をするために、石川県立中央病院の看護部長を訪ねて、そのノウハウを学び始めていた。
その頃、県内の入院患者は66名、5名が退院したという状況であった。

4月11日　専務理事から、加賀市の潜在看護師に後方支援への協力を求めるよう電話で依頼され、私は10数名に電話やメールをする活動に邁進していた。

4月13日　看護協会に出勤。協会長より、ホテル療養支援、いわゆるナーシングホームの施設長（リーダー）を任命された。県内の感染症対応ベットがひっ迫しているので、4月15日頃から、活動を始めるという緊急事態であった。すぐに着手したことは、勤務表の作成（看護協会、看護職員12名)や研修計画等であった。勤務表を作成するため、LINEのグループ機能を使って協会員同士でやりとりすることにした。私にとっては何十年ぶりかの勤務表の作成となった。

協会長、NHK取材（13：30）。
看護管理日誌が必要と考え、それを試作したり現状に応じた改正等を行った。
上野谷さんの協力のもと、LINEグループが作成された。上野谷さんの協力は大きかった。
この非常事態に、LINEグループは大きな威力を発揮した。

4月14日　金沢市立病院の事業管理者、看護部長より、コロナ感染症医療看護の手解きを受ける。金沢市立病院での学びと職員研修等の資料づくりを行い、徹夜で患者マニュアルと職員マニュアルを作成。
看護協会長より、青空ハウスで療養をする患者へのメッセージを受けて用紙作成。
折しも、2020年は、ナイチンゲール生誕200年の節目の年でもあった。
患者さんの心が安らげばと思い、ポスターを作成（霜さん　高城さん作）。
職員研修の実施とガウンテクニック：レッドゾーン、グレーゾーン、グリーンゾーンを想定したレベル3のタイベックの着脱演習。

4月15日　ホテルが東横インに決定。
金沢医科大学臨床感染症学教授と感染管理認定看護師が、現地でゾーニング指導、県医療対策課長とともに、東横イン金沢兼六園香林坊ー青空ハウスーでゾーニングの確認。

山善よりナースシューズ寄贈。

協会長、朝日新聞取材。

4月16日　本日より新型コロナウイルス感染症患者の軽症者に対するホテル療養支援の開始。

まずは、リーダーとして、24時間の様子を把握するため、看護協会での壮行会を経て、東横イン金沢香林坊兼六園ホテル(後の青空ハウス)へ。

看護を実践しながらのマニュアルづくり。

まずは、全体把握のため24時間勤務。4名の軽症者受け入れ。

本部長、 副本部長、県職員のリーダー等とミーティングを重ねながら、マニュアルの修正を繰り返して、看護態勢を整える。

遠隔看護の難しさ：看護協会の職員は日頃から人々に寄り添うことををモットーにしてきたこともあって、すぐにレッドゾーンに入って看護をしようとする。患者とは対面せず、放送や電話での遠隔看護を徹底することの難しさを痛感する。

一方、生活面においては、シーツやベッドの共有に難色を示す職員がいて難渋する。

協会長、石川テレビ取材（13：30）。

4月17日　体温計が設置予定より少ないことがわかり慌てるが、LINEを通じて、金沢医療センター看護学校からすぐに届けてもらう。

協会長、NHK出演（19：30）。

4月20日　協会長、毎日新聞取材（11：00）。

4月21日　第1回協力者説明会（13名）。

ヤギコーポレーションより白衣寄贈。

協会長、MROレオスタ生出演（18：30〜18：50）。

4月22日　協力者の支援開始。マニュアルの見える化実施。看護協会と青空ハウスの間でテレビ会議が可能となる。

4月27日　消毒業者にレッドゾーンでの役割を担っていただく（配膳、差し入れ、ゴミ回収）。自衛隊災害支援における、診療情報提供書等の文書の受け取り方法を手袋のみに修正。

4月28日　第2回協力者説明会（9名）。

ホテル支援のみでなく、クラスターを起こしている病院や老健施設、訪問看護ステーションなどへの支援の必要性を会長が表明。

○病院へ臨時雇用看護職員として参加者の中から1名決定。平前さんが老健支援開始について朝礼テレビ会議システムで述べる。

4月29日　職員駐車場を使用しやすいように変更。

4月30日　勤務表修正。

5月1日　紹介したNSが○病院への勤務を開始。

5月2日　看護専用スマホの使用開始。

本部長終了、医師会に引き継ぎ。

遠隔診療・遠隔看護に許される薬剤と災害支援に用いられる薬剤の違い：災害支援は、薬剤使用後の看護観察が可能である。しかし、遠隔看護では、内服後の副作用の観察が難しい環境である。触れることができない状況においても使用可能な内服薬を選択する必要があった。対策本部長が薬剤を吟味したが、県から届けられたのは災害時の緊急薬品であった。

5月3日　自衛隊支援終了。
当直明けに、ホテルの隣の北國新聞社で取材を受ける（9:30～11:30）。

5月7日　治療薬レムデシビルの特例承認。重症患者への対応。RNAの遮断によるウイルス増殖阻止の副作用も配慮。エボラ出血熱治療薬。
コーヒー博士の広瀬先生よりコーヒー寄贈。
青空ハウスミーティング：初めて顔を合わせての連絡・調整。ほとんどが非常勤職員のため、顔を合わせて検討するということは、これまで物理的に困難であった。今日の第1回ミーティングまで、まったく会うことができなかった。そんな状況の中、看護を実践しながらの情報共有や議論、不安や心配の共有により、チーム力の醸成に大きな役割を果たしたのが、グループLINEである。
これがなかったら、青空ハウスでの支援は今以上に困難であったと考えている。

5月8日　第3回協力者説明会。飴の俵屋より飴寄贈。

5月10日　協会長、テレビ金沢取材。

5月14日　石川県他、39都府県で非常事態宣言解除。これまでマニュアルの改訂をしない日はなく、マニュアル修正しない勤務は今日が初めてであった。
勤務表の原案作成。
第4回協力者説明会。飯田さんがうまく実施。

5月15日　6月の勤務表作成。

5月16日　丸一カ月。患者数の推移をグラフ化、ピークは過ぎたか？

5月20日　発症後、最長だった患者さんが退所。

5月25日　全国8都道府県で緊急事態宣言が解除される。

5月26日　Tさん（10代で頸髄損傷、学生時代の受け持ち患者さん）が、ご自分および家族の特別給付金を看護協会に寄付。地元新聞の青空ハウスの記事で、私のことを知ったからとのこと。感謝！
協会長、NHK取材（15：00）。

5月31日　厚労省が5月29日付で発信したホテル療養の退所基準が、①発症から14日間経過かつ②症状が軽快して72時間経過と変更。石川県もこの基準に従うこととなる。6名全員が対象だが、PCR検査の結果を待って退所するとして退所なし。一人がPCR検査せず6月

2日に退所。
全館放送をやめて、すべての連絡を個別電話で対応。

6月3日 県の方針で、ホテル療養者への新基準の適用で、全員の退所が決定。地域医師会の先生がこの日の当番医で、うまく説明して皆さん納得。最も長かったAさん、17時20分最後の退所となったBさんが協会長と握手、ホテルの勤務者全員の拍手で退所。勤務18時で終了。県事務職員は3交代で常駐。塩村理事より、協力（支援）者に電話連絡。
開設から、ご尽力をいただいた本部長の○○先生、副本部長の○○先生、ゾーニングでご指導をいただいた○○先生、○○感染管理認定看護師さんに、第一波収束としてお礼の電話。

6月5日 NHK取材（10:00〜11:30）。
かがのとイブニングで「看護師一人一人の心の変化　第1波を終えて」放映（18:20〜18:26）。

メディアの力：協会長の発信力は、潜在看護師に届き、一人、二人と支援の輪が拡がっていった。最終的には、33名で勤務表を作成するまでになった。

潜在看護師への説明会		参加人数	担当者
第1回	4月21日	13名	塩村
第2回	4月28日	9名	中出
第3回	5月8日	10名	中出
第4回	5月14日	9名	飯田
第5回	5月28日	2名	飯田

ITを活用した遠隔看護の模索：2013年から運用が始まり、県内全基幹病院等570医療機関が参加している『いしかわ診療情報共有ネットワーク』が、青空ハウスでも活用された。県の対策本部とテレビ会議システムも、看護協会とテレビ会議システムも稼働。されど、患者さんの看護は、電話と全館放送のみであった。

協力者向けオリエンテーションの記録・資料

軽症者宿泊療養施設での看護に
ご協力の応募をいただきました皆さまへ
（会長挨拶文）

小藤　幹恵

　このたびは、宿泊療養施設における看護へのご応募、本当にありがとうございます。

　おかげさまで、先週木曜日の4月16日より、宿泊療養者を香林坊のホテルで受け入れることができました。緊急な対応だったため、まずは看護協会職員から開始しましたが、この後、できるだけ早く皆さまに加わっていただき、無理なく長期的な運用ができるようにしたいと考えております。

　この施設が開設されたことで、陽性が判明した新型コロナウイルス感染症者の入院を円滑に進め、県民の皆さまの医療対応を速やかにで行い、ひいては収束に向けての一助として大きな役割を果たすことができます。

　さしあたり、当方から日程についてのご都合をお尋ねする電話連絡を取らせていただき、まずは研修の機会を持てるようにいたします。

　研修前日には、石川県看護協会で感染対策に関する必要資料等をお受け取りいただいた後、下記のように体調確認等を行いますので、どうぞよろしくお願いいたします。

記

1. 看護協会より、宿泊施設研修・勤務に関する電話連絡を受け、協力勤務日を決定する。
2. 初回協力勤務日前日の14時までに、石川県看護協会にて手続きを行う。 面談、必要資料の提供、必要書類の記入等をいたします。
3. 勤務は、8時30分〜17時、16時30分〜翌日9時の2交代になります。決まった日時に、ホテル東横イン金沢兼六園香林坊（金沢市香林坊）の1階ナースセンターにお越しください。

以上

問い合わせ先　公益社団法人石川県看護協会
専務理事　青木範子　　常任理事　塩村京美

看護にあたる仲間の皆さまへ

（リーダー挨拶文）

石川県看護協会リーダー

塩村　京美
中出　みち代

　このたびのご協力、心より感謝いたします。また、ご家族のご同意・ご協力にも感謝申し上げます。ご家族には、「青空ハウス」（東横イン金沢兼六園香林坊のナースセンターをこのように名付けました）に行く旨を伝えて、お出かけください。支援する私たちのチーム名を「ハッピーエンジェル」と名付けました。一緒に石川県の危機に立ち向かいましょう。

　日勤は8時30分から17時、当直は16時30分から翌日9時です。厳重なゾーニングのため、それぞれ30分前にはお越しください。

　勤務は当面、看護協会の職員とペアで行っていただきます。勤務日の行動については下記の通りです。

Ⅰ．場所

1. 東横イン金沢兼六園香林坊の向かって左側に駐車場の入り口があります。まっすぐ入り、そのまま左側に駐車をしてください。
2. 車を降りて、入った方向に戻り、ホテルの正面玄関からお入りください。コーンで各ゾーンの区別をしています。レッドゾーンには絶対に入らないでください。
3. ホテルの正面玄関の自動ドアは開いています。普通にお入りください。
4. ホテルのエントランスホールがナースセンターとなります。看護協会の職員とともに居室または更衣室へ行き、更衣をして勤務に入ります。

Ⅱ．勤務内容

　勤務内容の概略は次項のオリエンテーション用資料の通りです。詳細はナースセンターでご説明します。基本、患者さんとの接触はありませんので、ご安心ください。お電話や放送での対応となります。ただ、レッドゾーン（いわゆる不潔区域）、グリーンゾーン（いわゆる清潔区域）の区別は厳重で、この区別こそ災害支援の体制そのものです。医師2名、事務員2名、看護師2名で患者さんを守っています。事務員は24時間体制で寝ずに守っています。看護師は当直体制なので寝る時間があります。なかなかイメージしにくいと思いますが、看護協会の職員が一緒に行いますので、石川県の未来のために、心ひとつでよろしくお願いします。

Ⅲ．持ち物

　今回の勤務はまさに災害支援そのものです。災害支援に行くつもりで、持ち物は必要最小限として、ご自分でご持参ください。以下、日勤と当直に分けて持ち物をご案内します。

《日勤》

活動しやすい服装1組、履き慣れたシューズ一足、歯磨き用品。自己防衛のため、マスクや手袋は常時持参し、時にガウンを使うので、時計やネックレス、指輪などの装飾品は外し、爪は短く切ってお越しください。勤務の後、シャワーや入浴をする場合は、着替えをご持参くだ

さい。シャンプー等は、ホテルのものを使えます。タオル・バスタオル等はご持参ください。ナースセンターはホテルのホールを使用している関係で少し寒いです。防寒できる衣類の持参もお願いいたします。ただし、ガウンテクニック等のため、薄手で動きやすいものにしてください。

《夜勤（準夜・深夜）》
勤務関係は日勤と同様です。居室にはテレビ・電気ポット・カップ・ドライヤーがあります。ただし、皆で交代交代で使うのでご了承ください。一人ひとり個室ですが、歯ブラシやお茶パックなどの追加等はありませんので、ご持参ください。患者さんと同様、お掃除もすべて自分で行います。そのおつもりで、共有が嫌な方はご持参ください。シーツも大きな汚れがない限り共有です（交換する予備はあります）。災害支援よりも快適とお考えください。

　開始当初はまさに戦場でしたが、少し落ち着いてきています。ご不自由も多々あると思いますが、ご了承ください。なかなかイメージができず、初回は持ち物の不足もあると思いますが2回目からはご自分で整えてください。　ひとつだけお願いがあります。各職種、大変な状況の中で活動をしています。不足不自由も多々あると思いますが、創意工夫と心持ちで乗り越えています。マイナス発言は皆の気持ちを沈めて

しまいます。小藤看護協会長の提案でマニュアルのトップにも書いてありますが、常に「笑顔」の気持ちでともにがんばりましょう。どうぞよろしくお願いいたします。

オリエンテーション用資料（抜粋）

潜在看護師等に看護協力を募ったところ、定年後 OB 等 61 名の応募がありました。そのうち 21 名が参加することになり、オリエンテーションを実施しましたが、当時配布した資料を抜粋して紹介します。

患者の入所基準

軽快者

臨床症状が軽快して、臨床判断によって入院医療は必要ではないが、陰性化しない人（14日程度の目安）

高齢者でなく、基礎疾患のない人

患者の退所基準

PCR検査が
2回連続で陰性

入所者の決定

- 2日前に、調整本部で決定
- こちらに連絡が入るのは、前日となる
- 白板に記載される

食　事

- 鍵を持って、お弁当を取りに。(案内の順番通り)
- 食事前後の手洗い
- ゆっくり、よく嚙んでいただく
- 食事に用いたものをナイロン袋に入れる。2重（袋を1度縛った後にもう1回袋へ）に。
- 食後の喚気・歯磨き

室内環境の整備

- 避難経路の確認
- すべて自力で行う。面会は禁止。
- ベットメーキングを行う。
- 掃除・洗濯は、自力で行う。室内の拭き掃除は、お湯で。
- 出たごみは、袋を2重にして、所定のハザードボックスに出す。
- 1時間ごとの喚気
- 適切な室温・湿度の管理（エアコンの調整）(25℃65%)

感染防止

- 常に、マスクの装着
- 室外は、指定の階の赤色区域、午前中のみ。
- 人と人との距離は、2～4メートル開ける。
- 確実な石鹸での手洗い
- 確実なうがい（最初は、ブクブク、次にガラガラ）
- ごみは、袋を2重（一度縛った後にもう一回袋へ）
- 適宜の入浴（室内）

青空ハウス
ハッピーエンジェル

出勤時：体温測定・SPO2の測定と用紙に記載
名札の作成は感染防止の観点から、テープに油性マジックで書いて、胸に貼付
駐車場は地下駐車場3階

基本方針

日常の看護の姿勢に反しますが、

レッドゾーンでの活動は、必要最小限度に!!
基本、生活上の問題発生時と患者の急変時の対応のみ！

協　働

- ・とにかく、声を出し合って！
- ・行動をとるときは、皆に
  報告・連絡・相談

青空ハウス

本部内線　　　　　○○○○
ナースセンター　　□□□□・□□□□

1人で4階以上で対応するとき、専用携帯をナイロンに包んで持参する。

チーム：ハッピーエンジェル

遠隔看護

日頃の患者に寄り添う看護を、切り替えて！

如何に、放送と電話で、患者に寄り添うかの追求！　語彙・語調！

一日のスケジュール

7時	携帯と検温のお願い	
7時00分	食事の配膳準備	青色ワゴンに準備　放送で、病室に入っていただくよう案内
8時	食事の案内放送	マニュアルの通り、それぞれアレンジして、回を持って
9時	ミーティング	
9時00分	挨拶と健康状態の把握	各居室に電話をして、体調記録に記載する。その結果を『患者直近情報』に入力する。上書きとして、本日の状態のみ共有できるようにする。
11時30分	食事の配膳準備	
12時	食事の案内放送	マニュアルの通り、回をもって協調
13時	ミーティング	13時から15時の間に医師会の当番の先生が来院。その際、オンコール確認。
13時すぎ	入所受け入れ	保健所の引率者より患者情報を受け取る　取り出し、開封する。中の書類に触れないようにして、清潔なテーブルに出す。氏名・年齢・基礎疾患の有無・直近のバイタル・症状を『患者直近情報』に記載。
17時30分 18時00分	配膳準備 食事案内放送	

患者の健康管理

- ・電話による健康状態の聴取
- ・問題・疑問へのアドバイス
- ・患者直近情報の作成（エクセルシート）
- ・看護管理日誌の記載
- ・9時45分　医師等ミーティング、
  調整本部への報告

健康管理(9時)

- ・内線で、電話。
- ・室内での適切な体操を促す。
- ・前日の17時と今日の7時の体温測定・経皮酸素飽和度の測定結果を聞き、「健康管理票(紙カルテ)」に記載。
- ・エクセルシート『直近患者情報』に上書き入力。

配 膳 準 備

1. 看護師は、 エントランスホールで、階毎に青色ワゴン車にお弁当を準備する。
   一つの袋に主食・副食・お茶・お味噌汁の元・はしを効率的に入れて、軽く結ぶ。
2. ホテルの正面玄関を通って、レッドゾーン手前で、業者にバトンタッチする。
3. 青色ワゴンをも消毒して、グリーンゾーンにおいてくださるので、次の配膳前に取りに行く。

-マスクのみ-

鍵等の封筒の設置

患者搬入の連絡があったら、正面玄関経由で、グリーンゾーンを守って、患者入口に付近に置いてある机に置く。
レッドゾーンに入らずに。

ガウンテクニック不要

書類の受け方

救急車等の運転手より、車の窓越しにサマリー等を受ける。患者が触れた封筒の場合は、ナイロン袋を開いて受ける。正面玄関所定の場所で、無菌操作で取り出す。
開封して、書類を無菌的に取り出し、封筒を捨てる。

手袋のみ装着

PCR検査の介助

実施日	月・木‥‥‥‥‥‥同一患者
	火・金‥‥‥‥‥‥同一患者

場所:東横イン金沢兼六園香林坊　駐車場の一角
　　　　　当面は、病院の医師と看護師が実施
防御衣:2段階のガウン・ゴーグル
　　　　　N95マスク・手袋
介助内容:患者の確認　検体の受領
　　　　　検体の提出段取り

担当医師(13:00～15:00来館)

5月3日より、常駐医なし
日々の勤務者が看護管理者

※夜間連絡が着かない時、副本部長　●●先生に連絡

防御衣のランキング

レベル1．プラスチックナイロン
レベル2．ウルトラサージカルガウン
レベル3．タイベック

ガウンテクニック(レベル2)

1. グリーンゾーンで防御衣を着る。(自由に)
2. マスクをつける。キャップをつける。
3. 1枚目の手袋をつけ、袖の外側を覆う。
4. フェイスシールドをつける。(必要時)
5. 2枚目の手袋をつけ、もう一度袖の外側を覆う。

ガウンテクニック(脱ぎ方)(レベル3)

介助者必要(介助者は、マスク・手袋・普通のガウン着用)
1. グレーゾーンに立つ。
2. 手指消毒液を含ませたガーゼで、外側の手袋を拭く。
3. フェイスシールドのバント部分を持ってはず。
4. もう1枚の手袋を消毒液で消毒する。
5. 介助者は、防御衣の外側に触れず、内側を持ち裏返しながら脱ぐ。
6. 手袋と防御衣を一緒に脱ぎながら、グリーンゾーンへ移動する。
7. すべて、ハザード袋に入れて破棄する。

職員の健康管理

日勤の14時の時点で、以下の確認をする。

翌日の<u>勤務者及び家族</u>の健康状態の聴取
発熱、上気道症状、味覚・嗅覚異常、
発症した人との接触、家族の県外へ
の出張等行動歴。
異常があれば、リーダー
又は塩村理事に
連絡して、勤務変更をする。

笑　顔

免疫力を高めるために、
個室では大きな声で
ワッハッハー

患者さん等がいるところでは、
モナリザの微笑み

近況報告　2020.6月　機関紙及びホームページより

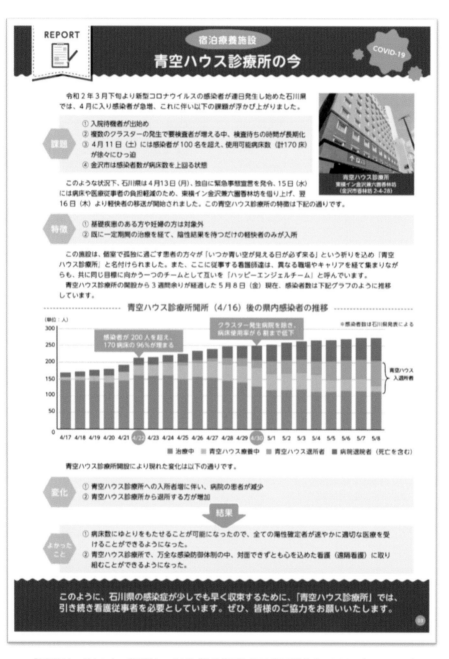

第5章

看護マニュアル類

青空ハウスで使用した看護マニュアル

青空ハウスの看護において、最も重要な資料となったのが看護マニュアルです。勤務が始まる前だけでなく勤務期間中も、看護師たちはこのマニュアルを熟読し、自分たちの業務内容を把握することに努めました。4月17日にマニュアルの最初のバージョンが作成されましたが、実際に働いてみると、その通りには進められない業務が出てきます。特に最初の頃は試行錯誤することが多く、マニュアルの修正を繰り返すことになりました。最終的に、マニュアルは4月18日（2回）・4月19日(2回)・4月20日(2回)・5月15日・5月25日に順次アップデートされていったのです。本項では、最新のマニュアルを全ページ掲載します。

令和2年5月25日 更新

【新型コロナウイルスに関する】

宿泊療養施設における 看護マニュアル

> 感染しない！
> 感染させない！！
> チームの力で…！！！

宿泊療養施設本部
公益社団法人　石川県看護協会

一 目　　次 一

１．宿泊療養施設　本部組織図

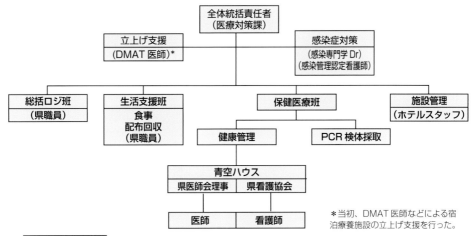

＊当初、DMAT 医師などによる宿泊療養施設の立上げ支援を行った。

２．施設概要

２－１　施設見取り図

１１F	
１０F	
９F	
８F	入所者収容スペース
７F	
６F	
５F	
４F	
３F	検査・ガウン等を脱ぐためのスペース
２F	スタッフスペース（トイレ・当直職員宿泊スペース）
１F	駐車場、本部スペース

※１．感染のリスクにより、次のようにゾーンを分ける。
　　　感染者が使用するゾーン＝レッドゾーン（赤）。
　　　感染物が持ち込まれる可能性があるゾーン＝グレーゾーン（グレー）。
　　　感染物を持ち込んではならないゾーン＝グリーンゾーン（緑）。
※２．１Fの一部を入所者通路としてレッドゾーンとする。
※３．１Fのトイレは使用不可⇒２Fのスタッフゾーンのトイレを使用。
　　　<u>２Fへの出入りはすべて非常階段を使用すること。</u>

3

２−２　駐車場（看護スタッフの駐車方法）

【１Ｆ】 ※時間によってはドアの電源がＯＦＦになっているので手動で開ける。

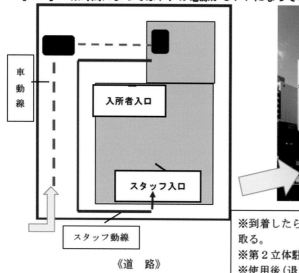

車動線

入所者入口

スタッフ入口

スタッフ動線

《道　路》

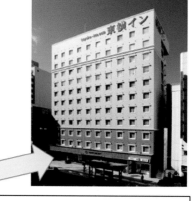

※到着したら、事務から駐車カード受け取る。
※第２立体駐車場を使用。
※使用後（退車後）カードを事務に返却。

２−３　本部スペース見取り図
【入所者入口】

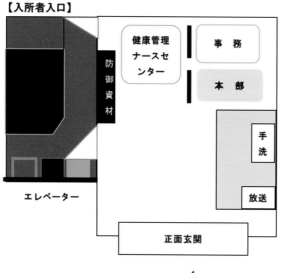

防御資材

健康管理
ナースセンター

事　務

本　部

手洗

放送

エレベーター

正面玄関

※１．看護スタッフは
日勤帯健康管理ス
ペースに常駐する。
※２．レッドとグリー
ンゾーンはパーテ
ーションで区分さ
れている。
※３．本部長・副本部
長は本部で常駐す
る。
※４．スタッフミーテ
ィングは本部で行
う。

4

３．看護業務スケジュール

３－１　日勤帯業務　（８：３０～１７：００）

時　間	業　　務	備　　考
８：３０まで	**施設到着** 自家用車利用の場合は地下駐車場を使用。 正面玄関から入場（自動ドアが作動しない場合があるので、手動で開ける）。	玄関入場時に手指消毒。
	出勤職員の体調チェック 当直者が<u>出勤者の体温と SpO2（酸素飽和度）を測定し「職員の体温チェックリスト」に記載</u>する。	
	更衣 ナースセンターから部屋の鍵をもらい、部屋で更衣する。	トイレ２階使用
８：３０	**ナースセンター申し継ぎ** 情報交換を行う。	担当が一巡するまでは、オリエンテーションを行う。
９：００	**館内放送** 日勤者より施設内放送を使用し、自己紹介と、当日の健康状態の確認について案内する。	※放送方法ならびに内容はマニュアル参照。
	電話による健康状態の聴取 各室に電話で健康状態を確認し、『<u>健康観察（紙カルテ）</u>』に記入する。	
	健康状態の入力 デスクトップの『**新型コロナウイルス感染症軽症者等の健康観察票**』（エクセル）に**直近の状態（当日の朝分）**を入力する。 ※デスクトップに保存。	ミーティングの後でもよい。
９：４５頃	**スタッフミーテング** 医師・看護師(日勤者)・事務局スタッフによる下記内容の打ち合わせを行う。 ・夜間（昨日）の状況報告 ・当日の入所予定の確認 ・業務目標 ・その他業務内容の変更等必要事項	ナースセンターの申し継ぎが終了後。 スタッフが密にならないよう位置を考慮する。
１１：００	**昼食配膳の準備** 業者から届いた弁当を個別に分け、ワゴンに載せる。各階の個数を書いた紙を貼る。	※詳細は「食事の配膳」参照。

5

11：30頃	館内放送 食事配膳の準備をするので、準備完了まで自室にとどまるよう案内する。	※配膳中に患者と廊下で遭遇しないように5/5より追加。
	ゴミ回収 ※業者が担当。	※毎食前にゴミを回収する。
	差し入れ 昼食の配膳 レベル0で実施する。 階別への配膳は業者が担当する。	※行動の詳細は「配膳方法」参照。 ※差し入れは弁当を届ける前に、弁当と同様に業者が机の上に置き、個別に電話して（事務へ）渡す。受領を確認した上で弁当を配膳する。
12：00	昼食の案内放送 昼食を各階のエレベーター前の机の上に置いてきたことを放送で案内する。 弁当を取りに来る際は、必ず自室の鍵を持参するよう注意を促す。	※配膳の放送（内容は「放送内容」を参照）。
13：00	必要時　スタッフミーティング 13時から15時の間に医師会の当番医が来所するので情報共有を行う。	オンコール確認。
13：00頃	ワゴンの回収 配膳後業者が消毒する。駐車場にワゴンが置いてあるので、手袋を装着してワゴンを1階フロアーに移動する。	
13時過ぎ	入所者の受け入れ ※行動の詳細は、「4-2-1　入所者の受け入れ」を参照。	※PCRの実施時間の変更に伴い、時間変更の可能性がある。
15：30頃	夕食の配膳準備 ※昼食の配膳に準ずる。	15：00時過ぎに届くこともある。1階で保管する。
16：30	申し継ぎ	
	館内放送 食事配膳の準備をするので、準備完了まで自室にとどまるよう案内する。	
17：00	勤務終了	

※環境整備：ナースセンター内のデスクや備品のアルコール清拭と消毒
　勤務時間内にお願いします。

3－2　夜勤帯業務　（16：30～9：00）

時　間	業　　務	備　考
16：30	**申し継ぎ** 日勤者から当直者に申し送りを行う。	
16：30	**差し入れ・夕食の配膳（業者が配膳）**	
16：30	**館内放送** 食事配膳の準備をするので、準備完了まで自室にとどまるよう案内する。	
16：45 頃	**スタッフミーティング** 日勤者と夜勤者スタッフ（医師・事務・看護師等）で、日勤帯の振り返りと、夜間対応の確認および情報共有。	
17：00	**配膳の案内（放送）**	
18：00	**施設消毒（毎週木曜日、業者が実施）**	
21：00	**ワゴンの回収**	
22：00	**仮眠** 部屋に行き仮眠。	仮眠時間は状況を見て判断。
6：30	**ナースセンターで執務開始**	
7：00	**朝食の配膳準備**	昼食の配膳手順と同じ。
7：30	**差し入れ** 朝食配膳	

※環境整備：1階フロアー（ナースセンター＋本部）のモップがけと、グリーンエレベーター内の手すりとボタンなどをアルコール清拭。勤務時間内にお願いします。

夜間トイレに行く場合や寝室に行く場合は、そのつど、県職員の方に1階・2階の非常扉を開けていただくよう依頼する（事務担当：内線「○○○○」に連絡）。

※3階グレーゾーンから出ようとする際に、手違いで非常口が開錠されていない場合は、非常口前の部屋から、内線「△△△△△」か「□□□□」ナースセンターに連絡する。

４．看護業務手順

４－１　基本的業務手順
４－１－１　ガウンテクニック

レベル	装　着	備　考
レベル０	マスク+キャップ（希望者）	・ナースセンター業務 ・グリーンゾーンでの業務 ・患者入所時の書類受け取り（手袋のみ）
レベル１	エプロン＋キャップ＋手袋 ＋マスク	・食事配膳（手袋二重） ・差し入れもの運搬
レベル２	ガウン（ウルトラサージカルガウン） ＋キャップ＋手袋＋マスク	・ごみの廃棄 ・その他レッドゾーンでの業務
レベル３	<u>Tガウン</u>＋キャップ＋手袋<u>（２重）</u>＋マスク ＋（必要時）ゴーグル＋シールド	※ＰＣＲ検査時 ・その他、感染リスクが極めて高い業務

４－１－２　エレベータの使用
３基のエレベータを次のように分けて使用する。

位　置	呼　称	使　用　用　途
向かって最も右	レッドエレベーター	・患者が利用 ・ごみの廃棄
中　央	使用しない	
向かって最も左	グリーンエレベーター	・配膳 ・差し入れもの、郵便物等の運搬（エレベーター前の机まで）

4−1−3　ガウン（エプロン）の脱ぎ方

1）ガウンの脱ぎ場所＝3F

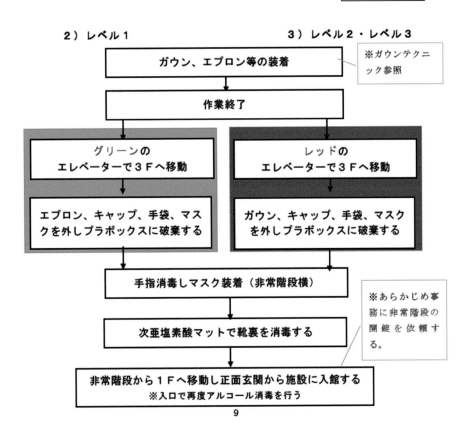

2）レベル1　　　　　　　　　　3）レベル2・レベル3

```
┌──────────────────────────┐
│   ガウン、エプロン等の装着   │────▶ ※ガウンテクニック参照
└──────────────────────────┘
┌──────────────────────────┐
│         作業終了          │
└──────────────────────────┘
```

グリーンの エレベーターで3Fへ移動	レッドの エレベーターで3Fへ移動
エプロン、キャップ、手袋、マスクを外しプラボックスに破棄する	ガウン、キャップ、手袋、マスクを外しプラボックスに破棄する

```
┌──────────────────────────────────┐
│   手指消毒しマスク装着（非常階段横）   │   ※あらかじめ事
└──────────────────────────────────┘   務に非常階段の
┌──────────────────────────────────┐   開錠を依頼す
│   次亜塩素酸マットで靴裏を消毒する    │   る。
└──────────────────────────────────┘
┌──────────────────────────────────────────┐
│ 非常階段から1Fへ移動し正面玄関から施設に入館する │
│      ※入口で再度アルコール消毒を行う        │
└──────────────────────────────────────────┘
```

9

４－１－４　看護スタッフ出勤時の健康確認　（事前の健康確認）

看護スタッフが出勤した際、当該スタッフの健康状態を確認する作業である。

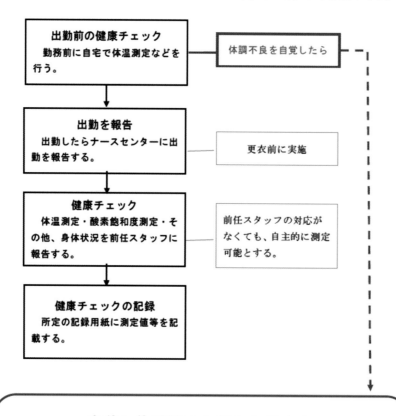

出勤前の健康チェック
勤務前に自宅で体温測定などを行う。 ── 体調不良を自覚したら ┄┄┐

出勤を報告
出勤したらナースセンターに出勤を報告する。 ── 更衣前に実施

健康チェック
体温測定・酸素飽和度測定・その他、身体状況を前任スタッフに報告する。 ── 前任スタッフの対応がなくても、自主的に測定可能とする。

健康チェックの記録
所定の記録用紙に測定値等を記載する。

事前に体調不良を感じた場合は

※１．勤務予定者はあらかじめ自宅で体温測定を行う。
※２．発熱や体調不良などを自覚した場合は、前勤務スタッフに可能な限り
　　　早めに連絡する。
※３．連絡を受けた前勤務スタッフは、塩村理事への電話や「LINE」等を通
　　　じ交代者を依頼する。

10

４－１－５　チームスタッフミーティング

１）実施時間と主な内容

時　　　間	内　　　容	備　　　考
９：００	1）スタッフ確認 2）夜間の入所者の状態 3）当日の入所者予定 4）当日の検査予定 5）共有が必要な情報提供 6）その他	医師・事務スタッフ、夜勤と日勤看護師が出席する。事前に看護師間で申し送りを行う。
必要時 １３：００	1）業務の執行状況の確認 2）共有が必要な情報提供 3）その他	
１７：００	1）入所者の状態 2）本日の業務執行状況 3）明日の業務予定 4）共有が必要な情報提供 5）その他	医師・事務スタッフ、日勤と当日の夜勤看護師が出席する。

注意事項
※１．予めスタッフミーティングで、健康管理上（看護スタッフとして）報告・協議・情報共有が必要と思われる事項を確認しておく。
※２．ミーティング中も、スタッフの距離があまり密接にならないよう注意する。
※３．椅子に座って行う。
※４．遠慮することなく、意見を伝えコンセンサスを得ることが目的である。

11

4－1－6　施設内放送の仕方
1）放送機器の操作

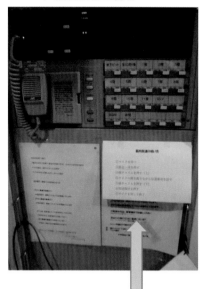

放送手順については、放送機器
にも掲示してあります。

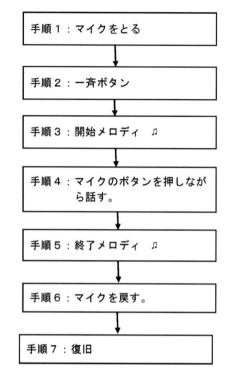

手順1：マイクをとる

↓

手順2：一斉ボタン

手順3：開始メロディ　♪

手順4：マイクのボタンを押しながら話す。

手順5：終了メロディ　♪

手順6：マイクを戻す。

↓

手順7：復旧

【注意事項】
放送の内容例は、次ページと放送機器（上写真）に掲示してあります。
マイクは少し口元から話し、あまり音量が大きくならないように配慮してください。

２）放送内容
（1）日勤帯

時　　間	項　　目	放送案内例
９：００頃	勤務者（日勤）交代と体調確認の事前案内	皆さま、おはようございます。ただ今より勤務にあたらせていただきます〇〇と□□です。 本日の 17 時まで皆さまの担当をさせていただきます。 後ほど、昨日の夕方と今朝の体温、酸素飽和度、ならびに体調の変化などについて、お電話で確認させていただきますので、よろしくお願いいたします。
（昼食配膳前） ※業者が到着し、準備開始されたら放送	配膳準備開始の案内 ※配膳中に患者との接触を避けるため	ただ今より、昼食の準備を開始いたします。 準備が完了いたしましたら、改めてお知らせいたしますので、お部屋でお待ちください。
１２：００頃 ※業者が配膳とゴミ出しを終了した報告を受けた後に放送する	昼食配膳の案内	お知らせいたします。 昼食の準備ができました。 必ずマスクをつけ、鍵を持ってエレベーターの前までお弁当を取りに来てください。 なお、ごみはできるだけ小さくまとめてお出ししてください。ペットボトルや缶はつぶしていただくようご協力をお願いします。 ごゆっくりお召し上がりください。

13

(2) 夜勤帯

時　　間	項　　目	放送案内例
１７：００頃	勤務者（夜勤）交代の挨拶	「皆さま、ただ今より勤務者を交代させていただきます。夜勤にあたらせていただきます〇〇と□□です。明日朝の９時まで皆さまの担当をさせていただきます。どうぞよろしくお願いいたします。
（夕食配膳前）※業者が到着し、準備開始されたら放送	配膳準備開始の案内	ただ今より、夕食の準備を開始いたします。準備が完了いたしましたら、改めてお知らせしますので、お部屋でしばらくお待ちください。
１７：３０頃 ※業者が配膳とゴミ出しを終了した報告を受けた後に放送する	夕食配膳の案内	お知らせいたします。 夕食の準備ができました。 <u>必ずマスクをつけ、鍵を持って</u>エレベーターの前までお弁当を取りに来てください。 なお、この後は明日朝まで一斉のお知らせはいたしませんので、何かございましたらお電話をください。ゆっくりお休みください。
（朝食配膳前）※業者が到着し、準備開始されたら放送	配膳準備開始の案内	皆さま、おはようございます。 ただ今より、朝食の準備を開始いたします。準備が完了いたしましたら、改めてお知らせしますので、お部屋でしばらくお待ちください。
７：３０頃 ※業者が配膳とゴミ出しを終了した報告を受けた後に放送する	<u>朝食配膳の案内</u>	お知らせいたします。 お食事の準備ができました。 <u>必ずマスクをつけ、鍵を持って</u>エレベーターの前までお弁当を取りに来てください。 どうぞごゆっくりお召し上がりください。

14

４－２　日常支援業務手順（各論）

４－２－１　入所者の受け入れ

※患者誘導担当【スタッフＡ】と情報確認担当【スタッフＢ】の２名で行う。

　朝のミーティングにおいて、入所予定者の氏名と到着予定時間を把握する。

　入所者が入院病院を出発した時点で、本部に連絡がある。

　入所者は所定の車両を使用して搬送され、１Ｆ駐車場の入所者入口を通って入所する。

１）入所者動線および机上への封筒のセッテング

【１Ｆ　駐車場】

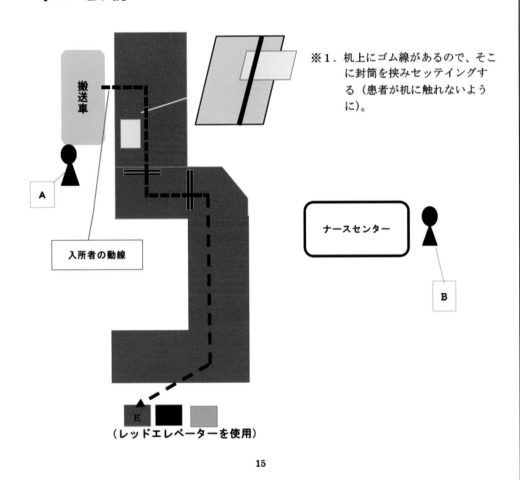

※１．机上にゴム線があるので、そこに封筒を挟みセッテイングする（患者が机に触れないように）。

搬送車

Ａ

入所者の動線

ナースセンター

Ｂ

Ｅ

（レッドエレベーターを使用）

15

2）受け入れの手順

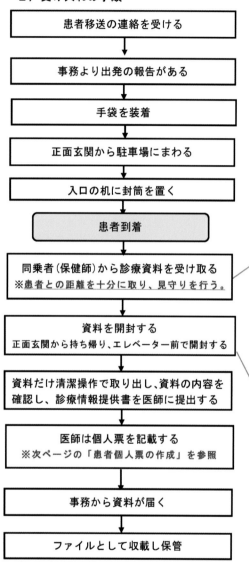

患者移送の連絡を受ける

↓

事務より出発の報告がある

↓

手袋を装着

↓

正面玄関から駐車場にまわる

↓

入口の机に封筒を置く

↓

患者到着

↓

同乗者（保健師）から診療資料を受け取る
※患者との距離を十分に取り、見守りを行う。

↓

資料を開封する
正面玄関から持ち帰り、エレベーター前で開封する

↓

資料だけ清潔操作で取り出し、資料の内容を
確認し、診療情報提供書を医師に提出する

↓

医師は個人票を記載する
※次ページの「患者個人票の作成」を参照

↓

事務から資料が届く

↓

ファイルとして収載し保管

※資料を受け取った後、資料について感染源との接触の有無を確認する。
※感染源との接触なし＝そのまま受け取る
　感染源との接触があるOR不明＝ナイロン袋に入れて受け取る。

※外袋を手袋のまま開封し、中の封筒のみを机の上に出す。
さらに手袋を取り手指を消毒後、封筒を開封し、中の資料を手に触れないように出す。封筒はすべてエレベータ前のナイロン袋に入れる。

16

４－２－２　患者個人票の作成

患者が入所した時点で、医療施設から提供された資料をもとに個人票を作成する。

１）個人票の作成手順

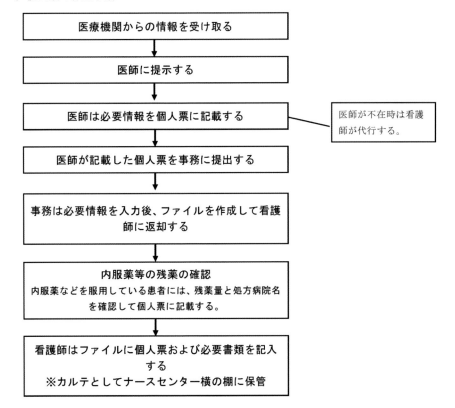

医療機関からの情報を受け取る

↓

医師に提示する

↓

医師は必要情報を個人票に記載する ─── 医師が不在時は看護師が代行する。

↓

医師が記載した個人票を事務に提出する

↓

事務は必要情報を入力後、ファイルを作成して看護師に返却する

↓

内服薬等の残薬の確認
内服薬などを服用している患者には、残薬量と処方病院名を確認して個人票に記載する。

↓

看護師はファイルに個人票および必要書類を記入する
※カルテとしてナースセンター横の棚に保管

注意点
・カルテ、健康観察票は医師、県行政が共同で活用する。
・入所後カルテを作成し、患者個人票をはさみ医師に渡す。
・患者情報【健康観察票】は、県が国への報告時に活用する。
・内服薬の管理：かかりつけ医と残量を把握し、患者個人票の定期内服欄に追加記載する。なくなる数日前に、医師に報告（ミーティング等で確認する受領方法等については検討中）。

17

４－２－３　入所者の健康状態の定期的確認と記録

１）体調確認
　　患者は自分で体温測定を行う（７時、１７時）。

２）健康管理担当による健康状態の確認

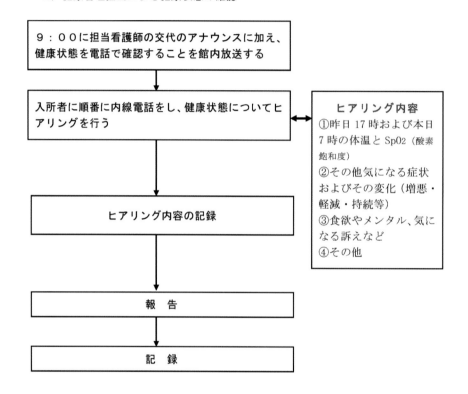

９：００に担当看護師の交代のアナウンスに加え、健康状態を電話で確認することを館内放送する

入所者に順番に内線電話をし、健康状態についてヒアリングを行う

ヒアリング内容
①昨日 17 時および本日 7 時の体温と SpO2（酸素飽和度）
②その他気になる症状およびその変化（増悪・軽減・持続等）
③食欲やメンタル、気になる訴えなど
④その他

ヒアリング内容の記録

報　　告

記　　録

【注意事項】

ヒアリングにおいて異常を察知した場合は、「４－２－６：患者の状態悪化時の対応」に準じ対応する。

18

4−2−4 食事（弁当）の配膳

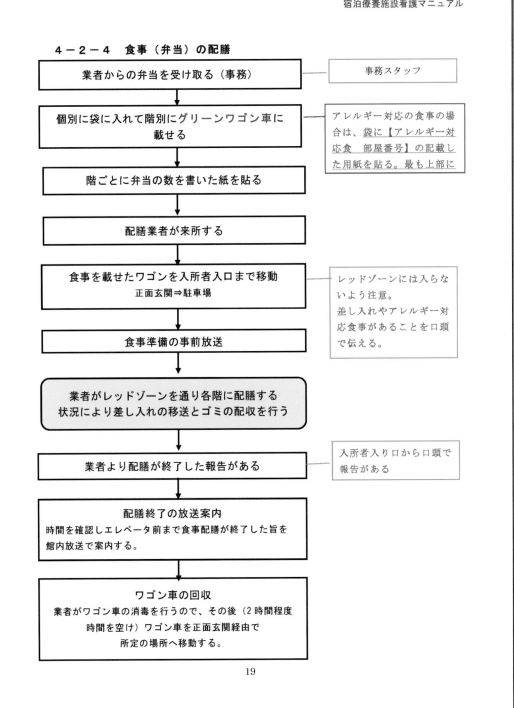

業者からの弁当を受け取る（事務） ーー 事務スタッフ

↓

個別に袋に入れて階別にグリーンワゴン車に載せる ーー アレルギー対応の食事の場合は、袋に【アレルギー対応食 部屋番号】の記載した用紙を貼る。最も上部に

↓

階ごとに弁当の数を書いた紙を貼る

↓

配膳業者が来所する

↓

食事を載せたワゴンを入所者入口まで移動
正面玄関⇒駐車場 ーー レッドゾーンには入らないよう注意。差し入れやアレルギー対応食事があることを口頭で伝える。

↓

食事準備の事前放送

↓

業者がレッドゾーンを通り各階に配膳する
状況により差し入れの移送とゴミの配収を行う

↓

業者より配膳が終了した報告がある ーー 入所者入り口から口頭で報告がある

↓

配膳終了の放送案内
時間を確認しエレベータ前まで食事配膳が終了した旨を館内放送で案内する。

↓

ワゴン車の回収
業者がワゴン車の消毒を行うので、その後（2時間程度
時間を空け）ワゴン車を正面玄関経由で
所定の場所へ移動する。

19

4−2−5　差し入れ物への対応

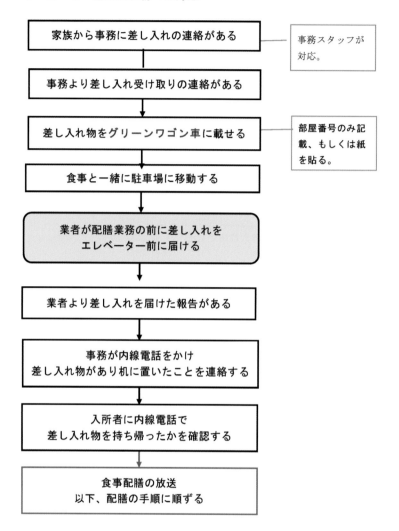

家族から事務に差し入れの連絡がある ──── 事務スタッフが対応。

事務より差し入れ受け取りの連絡がある

差し入れ物をグリーンワゴン車に載せる ──── 部屋番号のみ記載、もしくは紙を貼る。

食事と一緒に駐車場に移動する

業者が配膳業務の前に差し入れをエレベーター前に届ける

業者より差し入れを届けた報告がある

事務が内線電話をかけ差し入れ物があり机に置いたことを連絡する

入所者に内線電話で差し入れ物を持ち帰ったかを確認する

食事配膳の放送以下、配膳の手順に順ずる

（注意事項）
※差し入れはトラブルを避け、個別に対応する。
※不要な資材や時間のロスを避けるため、配膳の前時間を使って差し入れる。

20

４－２－６　患者の状態悪化時の対応

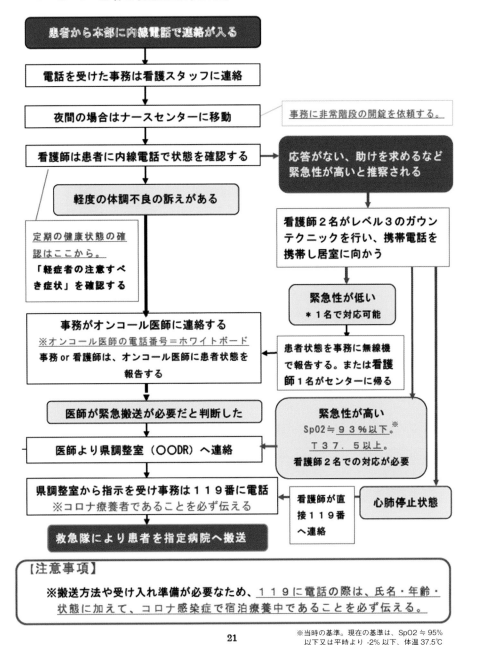

患者から本部に内線電話で連絡が入る

↓

電話を受けた事務は看護スタッフに連絡

↓

夜間の場合はナースセンターに移動　　事務に非常階段の開錠を依頼する。

↓

看護師は患者に内線電話で状態を確認する → **応答がない、助けを求めるなど緊急性が高いと推察される**

↓　　　　　　　　　　　　　　　　　　　　　　　↓

軽度の体調不良の訴えがある　　　　　**看護師２名がレベル３のガウンテクニックを行い、携帯電話を携帯し居室に向かう**

定期の健康状態の確認はここから。
「軽症者の注意すべき症状」を確認する

緊急性が低い
＊１名で対応可能

事務がオンコール医師に連絡する
※オンコール医師の電話番号＝ホワイトボード
事務 or 看護師は、オンコール医師に患者状態を報告する

患者状態を事務に無線機で報告する。または**看護師１名がセンターに帰る**

↓

医師が緊急搬送が必要だと判断した

緊急性が高い
SpO2 ≒ ９３％以下 ※
Ｔ３７．５以上。
看護師２名での対応が必要

↓

医師より県調整室（○○DR）へ連絡

↓

県調整室から指示を受け事務は１１９番に電話
※コロナ療養者であることを必ず伝える

看護師が直接１１９番へ連絡

心肺停止状態

↓

救急隊により患者を指定病院へ搬送

【注意事項】
※搬送方法や受け入れ準備が必要なため、１１９に電話の際は、氏名・年齢・状態に加えて、コロナ感染症で宿泊療養中であることを必ず伝える。

21

※当時の基準。現在の基準は、SpO2 ≒ 95%
以下又は平時より -2% 以下、体温 37.5℃
以上もしくは平熱より +0.5℃以上

無線機（トランシーバー）の使い方

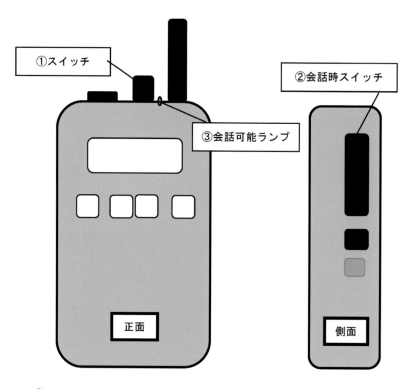

①スイッチ
②会話時スイッチ
③会話可能ランプ
正面
側面

1）①のスイッチをONにする（右回し。音量の設定にもなる）。

2）②の会話スイッチを押す（話す側だけ②を押す）。

3）③のランプ（赤色）が点灯する。

4）会話開始。

【注意事項】

トランシーバーレッドゾーンに持ち込む時は、ナイロン袋に入れる。
ビニール袋は３階のガウンの捨て場で外す。
手袋装着のままトランシーバーをアルコールで消毒をする。

22

４−２−７　患者退所時の対応

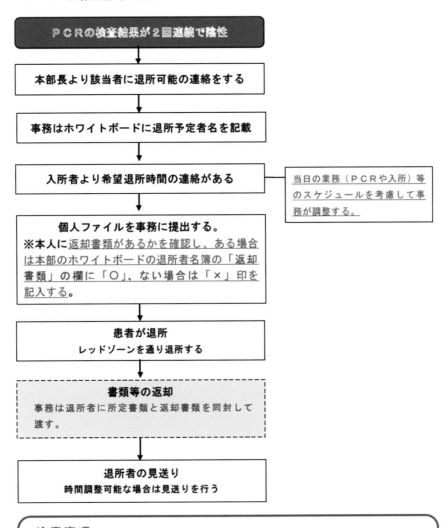

ＰＣＲの検査結果が２回連続で陰性

本部長より該当者に退所可能の連絡をする

事務はホワイトボードに退所予定者名を記載

入所者より希望退所時間の連絡がある

> 当日の業務（ＰＣＲや入所）等のスケジュールを考慮して事務が調整する。

個人ファイルを事務に提出する。
※本人に返却書類があるかを確認し、ある場合は本部のホワイトボードの退所者名簿の「返却書類」の欄に「〇」、ない場合は「×」印を記入する。

患者が退所
レッドゾーンを通り退所する

書類等の返却
事務は退所者に所定書類と返却書類を同封して渡す。

退所者の見送り
時間調整可能な場合は見送りを行う

> 注意事項
> ※５月連休明けからＰＣＲ検査の時間帯が変更になる可能性があり、それに沿って退所時間を調整することになる。

23

4－2－8　ルームキー閉じ込め時の対応

この手順は、患者が誤ってルームキーを抜き忘れたまま部屋に閉じ込められた時の対応方法である。

1）入所者からルームキー閉じ込めの連絡があった際の対応

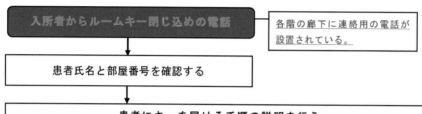

入所者からルームキー閉じ込めの電話

各階の廊下に連絡用の電話が設置されている。

患者氏名と部屋番号を確認する

患者にキーを届ける手順の説明を行う

（1）エレベーター前の机にスペアーキーの入った封筒を置きます。
（2）こちらが連絡するまで、＃25の部屋の前で待機してください。
（3）キーの入った封筒を置き終えたら、改めて連絡しますので、キーを受け取り自室の開錠してください。
（4）開錠後、その封筒にキーを入れ、エレベーター前の机に戻してください。
（5）封筒を机に戻し終えたら、自室の内線電話で（事務局）までご連絡ください。

24

２）ルームキー（スペアー）の受け渡しの手順

※２名で行う。１名（Ａ）はキーをエレベーター前の机上に置き、開錠後キーを受け取る。もう１名（Ｂ）はその間、エレベーターのドアを開いたまま保持する。

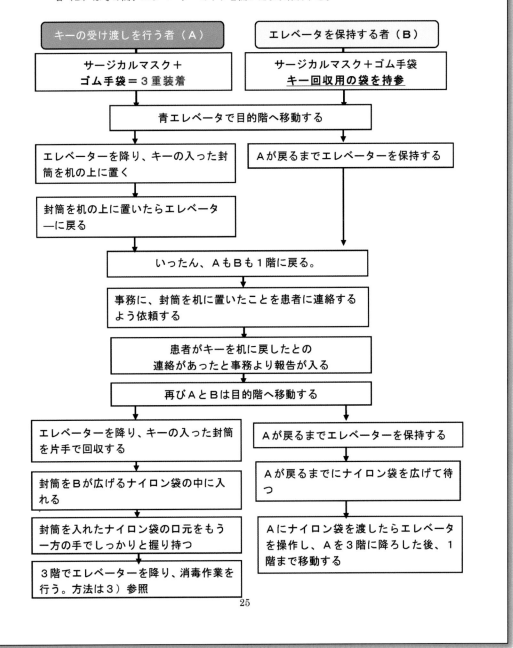

キーの受け渡しを行う者（Ａ）	エレベータを保持する者（Ｂ）
サージカルマスク＋ ゴム手袋＝３重装着	サージカルマスク＋ゴム手袋 **キー回収用の袋を持参**

青エレベータで目的階へ移動する

エレベーターを降り、キーの入った封筒を机の上に置く	Ａが戻るまでエレベーターを保持する
封筒を机の上に置いたらエレベーターに戻る	

いったん、ＡもＢも１階に戻る。

事務に、封筒を机に置いたことを患者に連絡するよう依頼する

患者がキーを机に戻したとの連絡があったと事務より報告が入る

再びＡとＢは目的階へ移動する

エレベーターを降り、キーの入った封筒を片手で回収する	Ａが戻るまでエレベーターを保持する
封筒をＢが広げるナイロン袋の中に入れる	Ａが戻るまでにナイロン袋を広げて待つ
封筒を入れたナイロン袋の口元をもう一方の手でしっかりと握り持つ	Ａにナイロン袋を渡したらエレベータを操作し、Ａを３階に降ろした後、１階まで移動する
３階でエレベーターを降り、消毒作業を行う。方法は３）参照	

25

３）スペアーキーの消毒法
　※Ａがキーの入った封筒をナイロン袋に入れ、３階で消毒作業を行う手順を示す。

手順１：
ビニール袋に入った封筒からキーを取り出す。
ビニール袋と封筒は破棄する。

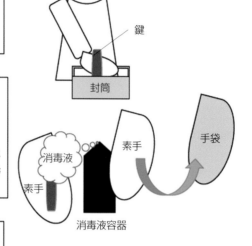

鍵

封筒

手順２：
キーを持つ逆の手の手袋を１枚脱ぐ。
その手で、消毒ポンプを押し、消毒液をキーを持つ手にかけ、こするように手指消毒を行う。

消毒液

素手

素手

手袋

消毒液容器

手順３：
キーを逆の手に渡し、最初にキーを持っていた手の手袋を１枚外す。
その手で消毒液のポンプを押さえ、消毒液をキーを持つ手にかけ、こするように手指消毒を行う。

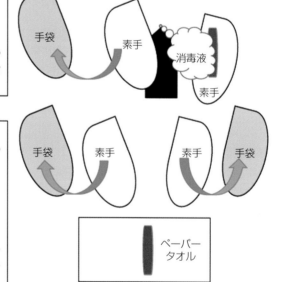

手袋

素手

消毒液

素手

手順４：
キーを机の上に置く。両手の手袋を１枚ずつ外し手指消毒を行う。
手袋１枚ずつつけた状態でマスクを外し、破棄する。
新しいマスクを非常階段出口でつけ、手袋を１枚つけた状態でキーを持ち、１階へ戻る。

手袋

素手

素手

手袋

ペーパータオル

26

4－2－9　入所者の定期処方薬が枯渇しそうな状況への対応

あらかじめ入所時に定期処方薬の服用状況と
残薬量などを聴取し、健康管理記録に記載する

↓

残薬量の確認
健康記録などから、残薬がなくなる1週間前を
目途に、健康確認時に内服薬の残薬量と補充方
法を確認する。

→ 家族に依頼する等、患者自身が補充可能な状況にあれば、対応は不要。

↓

**枯渇状況にあった場合、あるいは
補充のための対応を依頼された場合**

↓

当日の担当医師に定期内服薬が枯渇しているこ
とを報告する

→ 入所者氏名
処方元
処方内容
残薬量等

↓

担当医師より県調整本部の（〇〇医師）に定期
内服薬の枯渇について報告する

↓

〇〇医師より処方元に処方を依頼する

↓

薬局より薬が届く
※差し入れと同様に対応する

注意事項

※本部医師より依頼があった場合は、当日担当医師が直接処方元に連絡する場合
がある。

27

5．その他

5－1　日勤業務について

1）勤務時間＝8：30〜17：00

2）所持品

準　備　品	備　　　　　考
（1）ユニフォームもしくはジャージ	
（2）シューズ	
（3）飲食物	食事は弁当が配給される。
（4）着替え・下着等	帰宅時、更衣やシャワーを希望する場合
（5）その他 ①髪留め ②タオル	 洗顔時に使用すると便利。 洗顔やシャワー使用時に必要。

3）その他
　※1．日勤者の手荷物は、基本的にはナースセンター奥の棚に置く。
　※2．貴重品は各自管理する（基本的に施設内ではお金を使用することはない）。
　※3．更衣が必要な場合は、当直室で行う。
　※4．シューズは使用後ナイロン袋に入れ、消毒薬を噴霧したうえで所定の場所に保管する。

28

5-2　夜勤業務について

1）勤務時間＝16：30〜翌日9：00
　　※業務終了後就寝可。
　　　翌朝は6：30から開始。

2）所持品

準　備　品	備　　考
（1）ユニフォームもしくはジャージ	
（2）シューズ	
（3）飲食物	食事は弁当が配給される。 夜間に飲食を希望する場合は持参する。
（4）着替え・下着等	帰宅時、更衣やシャワーを希望する場合は準備する。 就寝時、更衣を行う場合は準備する。 スウェットスーツを持参するとよい。
（5）その他 　①髪留め 　②タオル 　③洗面具	洗顔時に使用すると便利。 洗顔やシャワー使用時に必要。 ホテル設置のシャンプー等の使用は可能 （なくなれば各自が持参する）。

3）当直室の使用
　　使用後、可能な限り間隔を空けるため、原則として下記の通り使用日を分ける。

偶数日	○○○号室	○○○号室
奇数日	○○○号室	○○○号室

4）その他注意事項
　※1．清潔区域を区分するため、<u>ゾーニングした**場所でシューズを脱ぐ**</u>。
　※2．入浴時のシャンプーやボディシャップーは使用可能。ただし、設置品がなく
　　　くなれば持参する。**バスタオルなどは持参**する。
　※3．カギは看護関係者が管理しているが、日勤者がシャワーを使用する際は事務
　　　に依頼し、マスターキーを借りて使用する。

６．Q＆A

Q	A	備　　考
勤務表はどこで確認できるか？	ホワイトボードに掲示しています。	
ホテル内は寒い？	暖房が入っているので大丈夫です。 ただし、気になる方は保温方法を考えてください。 ※白衣だけでは寒いです。ガウンテクニックをするので、下に着込むことをお勧めします。	
夜間の着替えはどうしている？	就寝前にシャワーを浴び、翌日の勤務衣に着替えて寝ている方もいます。	脱いだ勤務衣をハンガーにかけ、翌日使用するケースもあり。
歯ブラシやバスタオルは？	常備されていないので各自準備してください。	
情報共有はUSBを持参すればいいか？	協会のUSBを使用し共有しています。	セキュリティ対応済
PCやプリンターはありますか？	PC2台、プリンター1台（白黒）があります。	
食事は持参すればよいか？	食事は入所者と同様、こちらのほうで準備しています。	
入所者の洗濯などは支援が必要か？	すべてご自分で対応されています。支援は不要です。	
シューズは勤務ごとに持ち帰るのか？		要検討中
当直室で出たごみはどうすればいいか？	各自回収し、1Fのゴミ袋に入れてください。ただしすべて感染性廃棄物として処理するので、ごみの削減にご協力ください。	
看護する上で重要なポイントは？	申し送りで引き継ぎします。	
入所者が入所する時間は決まっているか？	決まってはいません。朝のミーティングで把握します。また、入所時間も一定ではなく、当直勤務帯	

	の受け入れもあります。	
バスで出勤する者は正面から入館してよいのか？	出勤はすべて正面玄関から入ります。朝早いと自動ドアの電源が入っていないこともあるので、その時は手動で開閉ください。	
患者把握はどうすればよいか？	個人のカルテがあります。個人の情報もその中に収載しています。	

令和2年4月17日作成
令和2年4月18日5時30分修正
令和2年4月18日20時修正
令和2年4月19日17時修正
令和2年4月19日23時修正
令和2年4月20日21時修正
令和2年4月20日22時修正
令和2年5月12日　修正

※第2波、第3波期間中にも、宿泊療養施設看護マニュアルの修正は繰り返されている。

31

ウォーキング・アクション・マニュアル

前項で紹介したマニュアルは全 32 ページと非常に情報量が多く、一読しただけで全業務を把握することは難しいものでした。そこで、現場の動線の周囲に業務内容が書かれたマニュアルのシートを貼り付けることにしました。看護師たちは勤務中でも業務内容を確認できるようになり、これらのシートはとても重宝されました。そのウォーキング・アクション・マニュアルの全シートを紹介します（本書掲載の他資料と重複するシートも含む）。

ウォーキング・アクション・マニュアル

2020.4.
石川県看護協会

基本方針

日常の看護の姿勢に反しますが、
レッドゾーンでの活動は、必要最小限度に‼
基本、ごみの回収と患者の急変または、突発時の対応のみ！

基本方針

日常の看護の姿勢に反しますが、
レッドゾーンでの活動は、必要最小限度に‼
基本、患者の急変または、突発時の対応のみ！

協　働

・とにかく、声を出し合って！
・行動をとるときは、皆に
　報告・連絡・相談

笑　顔

免疫力を高めるために、
個室では大きな声で
ワッハッハー

患者さん等がいるところでは、
モナリザの微笑み

看護職の本部(ナースセンター)

ホテルロビーの正面突き当り
隣に、県の職員が常駐(24時間)
待機時間(6時00分〜22時)
患者情報等保管(サマリー等)注意

青空ハウス

本部内線　　　　　〇〇〇〇
ナースセンター　　□□□□・□□□□

1人で4階以上で対応するとき、トランシーバーをナイロンに包んで持参する。

チーム：ハッピーエンジェル

緊急連絡体制

・ 本部長
・ 副本部長　●●●-●●●●
・ 調整本部(夜間)　●●●-●●●●

・ 医師会責任者　●●●-●●●●
・ 医療対策課　●●●-●●●●
・ 入居者への差し入れのために家族に知らせてある電話　●●●-●●●●
・ ホテル(22時以降)　●●●-●●●●
・ 内線の電話は、●●●-●●●●
・ 青空ハウス　本部(県職員)　●●●-●●●●

青空ハウスへの連絡

●●●-●●●●
本部(県職員)

青空ハウス看護職専用

●●●-●●●●
リーダーが持つこと
パスコード●●●●

担当医師(13:00～15:00来館)

曜日	医師	緊急連絡先
月曜日	●●●●先生(チーフ)	●●●-●●●●
火曜日	●●●●先生	●●●-●●●●
水曜日	●●●●先生	●●●-●●●●
木曜日	●●●●先生	●●●-●●●●
金曜日	●●●●先生	●●●-●●●●
土曜日	●●●●先生	●●●-●●●●
日曜日	●●●●先生	●●●-●●●●

※連絡が着かない時、副本部長 ●●先生 ●●●-●●●●

一日のスケジュール

7時	挨拶と検温のお願い	
7時30分	食事の配膳	グリーンエレベーターで各階のものの机に置く(グリーンゾーン)ワゴンは降ろさず、お弁当とお茶のみ置く 本日の勤務者の名前を机に貼る。
8時	食事の案内放送	マニュアルの通り、それぞれアレンジして、回を持って
9時	ミーティング	
9時30分	挨拶と健康状態の把握	各居室に電話をして、体調記録に記載する。その結果を『患者直近情報』に入力する。上書きとして、本日の状態のみ共有できるようにする。
11時30分	食事の配膳	
12時	食事の案内放送	マニュアルの通り、鍵を持っての誘導
13時	ミーティング	13時から15時の間に医師会の当番の先生が来所。その際、オンコール確認。
13時すぎ	入所受け入れ	保健所の引率者より患者情報を受け取る その際は、プラスチックエプロンと手袋でナイロン袋で受け取る。もう一人が看護師は、手袋のみで、ナイロン袋から、取り出し、開封する。中の書類に触れないようにして、清潔テープにに似す。氏名・年齢・基礎疾患の有無・直近のバイタル・症状を『患者直近情報』に記載。
17時	挨拶と検温のお願い	
18時頃	食事の配膳と放送	
19時	ごみの回収	ウルトラサージカルを着て、上階からハザードボックスをレッドエレベーターから降ろす。レッドワゴンをエレベーターに入れておく。1階まで下りて、廃棄物置き場まで進む。

スタッフミーティング
第1回 　9:45頃
第2回 　13:00
第3回 　17:00

徹底的な感染防止‼

感染防止

1. 患者から出されたごみ袋は、レッドゾーンにある。それを感染性廃棄物の袋に入れ、1階の廃棄物置き場に置きに行く。
2. レッドゾーンへ入るときは、必ずガウンテクニックをする。
3. 不用意に手すりやドアノブに触れない。

ゾーニングの厳守

エレベーターの使い方

グリーンエレベーターとレッドエレベーターの2基のみ使用

鍵は、つけっぱなしで、ナースの動きに応じて、オン・オフを本部が操作する。
グリーンエレベーターは、配膳時(ゴミ回収時)・その他突発時

2階　スタッフ階への移動は、外回り(20:30～8:30は非常口閉鎖のため、本部に伝えて異動する事)

レッドゾーンでの活動時は、必ず防御衣の着用を‼
　　患者と接するとき
　　　PCRの検査の介助(稀ながら)
防御衣のランキング
　1.プラスチックナイロン
　2.ウルトラサージカルガウン
　3.タイベック

防御衣のランキング

レベル1．プラスチックナイロン
レベル2．ウルトラサージカルガウン
レベル3．タイベック

ガウンテクニックと感染防止（着方）

1. グリーンゾーンで防御衣を着る。（自由に）
2. マスクをつける。
3. 1枚目の手袋をつけ、袖の外側を覆う。
4. フェイスシールドをつける。
5. 2枚目の手袋をつけ、もう一度袖の外側を覆う。

非常時　ガウンテクニック（レベル2）

1. グリーンゾーンで防御衣を着る。（自由に）
2. マスクをつける。キャップをつける。
3. 1枚目の手袋をつけ、袖の外側を覆う。
4. フェイスシールドをつける。（必要時）
5. 2枚目の手袋をつけ、もう一度袖の外側を覆う。

ガウンテクニック（脱ぎ方）（レベル3）
介助者必要（介助者は、マスク・手袋・普通のガウン着用）

1. グレーゾーンに立つ。
2. 手指消毒液を含ませたガーゼで、外側の手袋を拭く。
3. フェイスシールドのバント部分を持ってはずす。
4. もう1枚の手袋を消毒液で消毒する。
5. 介助者は、防御衣の外側に触れず、内側を持ち裏返しながら脱ぐ。
6. 手袋と防御衣を一緒に脱ぎながら、グリーンゾーンへ移動する。
7. すべて、ハザード袋に入れて破棄する。

ガウンテクニックと感染防止（脱ぎ方）
介助者必要（介助者は、マスク・手袋・普通のガウン着用）

1. グレーゾーンに立つ。
2. 手指消毒液を含ませたガーゼで、外側の手袋を拭く。
3. フェイスシールドのバント部分を持ってはずす。
4. もう1枚の手袋を消毒液で消毒する。
5. 介助者は、防御衣の外側に触れず、内側を持ち裏返しながら脱ぐ。
6. 手袋と防御衣を一緒に脱ぎながら、グリーンゾーンへ移動する。
7. すべて、ハザード袋に入れて破棄する。

患者の入所基準
軽快者

臨床症状が軽快して、臨床判断によって入院医療は必要ではないが、陰性化しない人(14日程度の目安)
高齢者でなく、基礎疾患のない人

入所者の決定

- 2日前に、調整本部で決定
- こちらに連絡が入るのは、前日となる
- 白板に記載される

健康管理(9時)

- 内線で、電話をする。
- 室内での適度な体操を促す。
- 前日の17時・本日7時の体温測定・経皮酸素飽和度の測定結果を聞き、「健康管理票(紙カルテ)」に記載する。
- 直近患者情報に上書き入力する。

患者の退所基準
PCR検査が
2回連続で陰性

患者の健康管理

- 電話による健康状態の聴取(資料3)
- 問題・疑問へのアドバイス
- 患者直近情報の作成
- 看護管理日誌の記載
- 13時　医師等ミーティング、調整本部への報告

書類の受け方

ナイロン袋から、無菌操作で取り出す。
開封して、書類を無菌的に取り出し、封筒
を捨てる。

手袋のみ装着

配 膳 準 備

1. 看護師は、届いたお弁当を1人分を一袋に入れる。
2. 青色ワゴンで、お弁当を正面玄関から患者入口まで運ぶ。
3. 業者さんに渡す。
4. 青色ワゴンは、その場においてくる。業者さんが消毒をして
   その場に置いてくださるので、次の配膳準備の時間までに
   持ってくる。

－ガウン・手袋不要－

配 膳

1. 看護師B(手袋のみ)(行きも帰りもグリーンエレベーター)
   看護師A(レベル1)(行き:グリーンエレベーター、帰りグリー
   ンエレベーターで3階まで)
2. 青色ワゴンで、お弁当を運ぶ
3. 看護師Aは、お弁当を机のステンレス棚に並べる
4. 看護師Bは、エレベーターに待機し、停車援助
5. 看護師Aは、3階でおり、ガウンを脱い
   で、非常口から正面玄関に戻る。
6. 看護師Bは、青色ワゴンとともに、1階に戻る

ゴミの回収

1. 看護師A(レベル2)(行き:グリーンエレベーター、帰りレッド
   エレベーターで移動)がゴミ袋を、1階の患者入口の先まで
   おろし、看護師Bが準備したハザードボックスに入れる。
2. 看護師B(レベル1)(外回りで、患者入口に移動)は、少し離
   れていて、看護師Aの入れたハザードボックスを、カチンと
   音がするまで押し締める。廃棄物置き場に置きに行く。
3. 看護師Bは、ガウンをグレーゾーンで抜き、看護師Aに渡し、
   正面玄関から戻る。看護師Aは、エレベーターのボタンなど
   を清拭する。(入口にあるアルコールとペーパーで)
4. 看護師Aのみレッドゾーンから、戻り3階でガウンを抜く。手
   洗い!

お弁当の袋

作業の効率化のために、時間のある時に、袋を開いておくなかなか、袋が開けられない

患者の記録

1.デスクトップ中央のエクセルシート
(患者の直近情報)をクリック
2.入力　(上書きで保存)
※退所者は、グレー色にする。
※PCRの結果を健康観察票と個票に
必ず記載

生活セットと鍵等の封筒の設置

患者搬入の連絡があったら、正面玄関経
由で、グリーンゾーンを守って、患者入口
に付近に置いてある机に置く。
レッドゾーンに入らずに。
ガウンテクニック不要

案内放送

7:30 配膳　その後(朝食)
9:00(日勤スタート)
12:00(昼食)
16:30配膳　その後(夕食)
17:00(夜勤スタート)　内容は、放送室に貼付。
アレンジして!

配膳前後に部屋に入って頂く放送

書類の受け方

1.清潔か不潔かの確認
2.タイベックを着た運転手から窓越しに受け取る
3.患者は、書類を受け取ったのち下車する
4.患者と対面せず、すぐに書類の開封作業に入る
5.当番医が、即、個票の作成に入れるよう急ぐ
6.患者の誘導・案内はタイベックを着たもう一人の方が行う

患者との対面なし

医師報告基準 ※当時の基準

体温　　38.0℃以上

SPO2　93%以下

日頃の推移も見て

出 勤

- 駐車場(立体2号機の使用 カードが必要)の確認 避難経路の確認
- 自分と職員の体温測定・症状の観察(看護管理日誌)
- 部屋の確認(看護職)
- ゾーニングの確認と厳守
  - レッドゾーン不潔区域
  - グレーゾーン中間区域
  - グリーンゾーン清潔区域
- 自室または、共有ルームでの更衣
- 放送を使っての挨拶・労い
- 緊急連絡網の確認
- 食事、・報告等は、2〜4メートルの距離をとって!!

職員の健康管理

日勤の14時の時点で、以下の確認をする。

翌日の勤務者及び家族の健康状態の聴取
発熱、上気道症状、味覚・嗅覚異常、
発症した人との接触、家族の県外へ
の出張等行動歴。
異常があれば、塩村理事(090-○○○○-××××)に
連絡して、勤務変更をする。

職員の健康管理

出勤時
　体温測定・SPO2の測定
　用紙に記録

名札の作成

感染防止の観点から、
テープに油性マジック
で書いて、胸に貼付

支援者居室

東横イン金沢香林坊ホテル

タイプ	用途		
ツイン			
ツイン			
ダブルベッド			
ダブルベッド	共用の大きな部屋 職員トイレとして使用もする		
ダブルベッド			

ご自由に選択して、睡眠をとってください。

支援者居室

部屋番号	タイプ	用途	
○○○	ツイン	一日目、使用後オープンベットに 二日目、鍵を10時までに本部の上前さんに戻して、掃除をお願いする	宿泊者
×××	ツイン	同上	宿泊者
△△△	ダブルベッド	共用の大きな部屋 職員トイレとして使用もする	日勤専用

日勤の部屋に個人のナースシューズを置いてください。

東横イン金沢兼六園香林坊

緊急時のドクターコール

1. 手元に個票を持つ
2. 以下の内容を伝える。
　年齢・性別・入所後○日目
　バイタルサイン・症状・サマリー

テレビ会議の操作方法

1. デスクトップのMicrosoftTeamsのショートカットをクリック
2. 左端の枠から、相手方を選択する
　　現在は、●●●●をクリック
3. 右上方のビデオ通話マークをクリック

PCR検査の介助

実施日　月・木………同一患者
　　　　火・金………同一患者
場所:東横イン金沢兼六園香林坊 駐車場の一角
　　　　当面は、病院の医師と看護師が実施
防御衣:2段階のガウン・ゴーグル
　　　　N95マスク・手袋
介助内容:患者の確認　検体の受領
　　　　検体の提出段取り

ゴミは、出来るだけ
小さくまとめて、捨て
ましょう。
缶やペットボトルは潰して!

WIFIの設定

●●●-●●●●.com入力

●●●-●●●●.com

レベル2のガウンを
包んでいる包布は、
ゴミ回収時の遮蔽に
使う！

ゴミは、出来るだけ
小さくまとめて、捨て
ましょう。
ガウンやマスク、キャップも

第6章

看護師たちのコミュニケーションの記録
～開設準備から勤務終了に至るまで～

　青空ハウスで看護に従事した協会職員たちは、外部の協力者たちと一緒に、49日間、24時間変則2交代制で、新型コロナウイルスという未知なる感染症と闘ってきました。医療現場がどんどんひっ迫し、準備する期間や議論する時間がほとんどない状況下で、施設を開設しなければならなかったのです。

　さらにスタート時点では、協力者を募集している最中ということもあって、協会職員のみという限られた人員で対応しなければなりませんでした。職員一同が集まる機会も少ない中、看護師たちは不安な気持ちを抱えながら勤務することになったのです。

　そんな看護師たちを手助けをしてくれたのがLINEのグループ機能です。実際に、青空ハウスでは様々な出来事がありました。日々の看護業務、入所・退所者数の報告、トラブル時の対応、遠隔看護の方法、マニュアル修正の話し合い、宿泊施設の使い方、メディア情報等について、LINEを使うことでコミュケーションを図ることができたのです。

　本章では、このLINEグループのログを公開します。基本的には時系列順となっていますが、トピックスごとに分類するために、一部を編集した上で、ほぼノーカットで掲載しました（当時の臨場感が伝わるよう、誤字・脱字等の修正は必要最小限にとどめています）。

　当時、看護師たちがどのような気持ちで仕事をしていたのか、どのように情報を共有していたのか、そしてどのように患者と接してきたのか等を垣間見ることができるでしょう。

【LINEグループ参加メンバー】 () 内はLINE上の表示名	
中出みち代（中出みち代）	柏木　栄子（柏木栄子）
飯田　絹子（飯田絹子）	髙城　厚子（たきあつ）
永田　厚子（永田厚子）	山下摩利子（MARIKO）
上野谷優子（yuko）	北川　芳美（よしみ）
上　礼子（れいこ）	平前　政武（まさむ）
霜　貞子（shimoko）	

トピックス一覧

LINEグループを活用したディスカッションのログ

LINEでの情報共有

2020/04/13（月）

15:36 shimoko　石川県が独自の緊急事態宣言　コロナ感染者の拡大で ｜ 共同通信
https://this.kiji.s/is/
622309441854194785

18:26 MARIKO　車の中で見ています。ありがとうございます！！

18:50 永田厚子　今、2回目放映されてますね。

18:51 shimoko　はい。見てます。

18:52 永田厚子　県中の紹介堪忍して、が生々しいですね、SOSだと。

18:53 れいこ　はい、二回、飾らずにいつものままの会長さんですね。表情は硬いですが、笑ってはなりませんから。

協力者を募ることや
未知の感染症への戸惑い

2020/04/13（月）

18:54 れいこ　まわりの方に動画のURLを送りました。外出しないでねと言いながら。

18:54 れいこ　皆んなの協力が必要だから。

18:55 shimoko　青少年の家は医療従事者の宿泊施設でした。石川県は優しい。

19:08 れいこ　3月退職した人が協会に行ったら、失業保険は貰えなくなる？

19:08 れいこ　だれか知っていますか？

19:09 yuko　ボランティアなら貰えなくなる事は無いけれど

19:10 shimoko　おそらく失業保険は少し働いても大丈夫。働いて得た分だけ受給期間が延長されると。

19:10 れいこ　国難ですから、もし頂いたら勘弁して貰えない？

19:11 shimoko　ハローワークに電話して、聞いてみてはどうかと言ってあげたらどうでしょう。

19:13 yuko　失業保険に関する情報です。

19:16 れいこ　20時間以内なら大丈夫だね。

19:18 れいこ　あら、4時間以上働いたらダメじゃん。

19:18 yuko　駄目ではなく繰り越されるようです

19:24 中出みち代　素晴らしい情報共有の場で感激しています。LINEグループへの賛同に心よりお礼を申し上げます。情報共有をして、絶対に感染防止に努めましょう。石川県の動きが全国から注目されています。収束した折に、さすが専門職集団と評価されるといいですね。

19:31 shimoko　勤務日はバラバラ。全員が揃うのも難しい。今後ホテル支援が始まると、ますます情報共有が難しくなるから。とっても良いです。助かります。

19:37 中出みち代　平前さん、参加ありがと

うございます！今日は、助けて頂いて本当にありがとうございました！

19:38 中出みち代　上野谷さん、グループLINE ありがとうございました。

19:40 中出みち代　看護協会で勤務する方、コロナのファイルで情報共有しましょう！霜さん、ありがとうございました。

19:43 yuko　こちらこそありがとうございました。

19:46 shimoko　こちらこそ。おんぶに抱っこで、申し訳有りません。

19:47 shimoko　明日の市立病院の見学もよろしくお願いします。

19:49 中出みち代　しっかりお伝えできるようにします。

20:25 まさむ　ご招待頂きありがとうございます。慎んでお願い致します。

20:32 よしみ　病院でコロナウィルスの担当している看護師は家に帰らないで、ビジネスホテルを自分でとって泊まりながら仕事に出ているようです。

20:35 shimoko　石川県もそうですか？

20:36 よしみ　全部ではないかもしれませんが、それぐらいの気持ちで頑張っている人達がいることを分かって対応してくれたのですね。でも私みたいな者はダメだけど。

20:38 shimoko　そうなのでしょうね。軽症の方のお手伝いをする私達を見据えての宿泊確保ではない様ですね。

20:40 shimoko　石川県では、前線で活躍してる人たちの感染は今のところない様なので。いろんな意味で頭下が

りますね。

20:41 よしみ　うちの子が言うことだからどうか分かりませんよ。

21:24 たきあつ　あたしは自信がありません。とほほ。

21:26 中出みち代　まず、やってみてお伝えします。

21:27 たきあつ　お願いします。

白衣やナースシューズの寄贈と、メディアの影響力

2020/04/14（火）

11:05 yuko　皆さまにお願いです。専務さんより皆様の靴のサイズを教えていただきたいそうです。よろしくお願いします。

11:07 柏木栄子　22.5 センチです。

11:09 よしみ　北川はナースシューズは新しいものあります。

11:09 れいこ　上は、23 です。

11:17 yuko　今日は宿泊療養支援のボランティアの申し込みがきています。TVのチカラ凄いですね（´▽｀）

11:18 よしみ　ヤッター＼（^o^）／

11:22 れいこ　私も事務の仕事でも手伝いますよ。昨日テレビを見て大変そうだからと電話がありました。

12:33 shimoko　ありがとうございます。私は、23 センチでお願いします。

12:34 shimoko　私の方でも、テレビで小藤会長さんをみて、家族の了解貰えた方から連絡受けました。

12:48 飯田絹子　飯田は 23cm でお願いしま

| 12:57 | shimoko　私の友達が、「同期会LINEに登録しました」と連絡してきてくれました。嬉しいですね。 |
| 12:57 | yuko　はい。皆さま靴サイズご協力ありがとうございました。 |

看護管理日誌の試作・改編
2020/04/14（火）

13:29	yuko　管理日誌の内容について、追加で必要な項目などのご意見をください
13:39	shimoko　お疲れ様です。検温は概ね２回。年代別と観察項目のクロス表の中には何を書きますか？人数？氏名？
13:40	shimoko　PCRの欄は人数？氏名？転入転出は人数、氏名？
13:42	shimoko　患者さんの氏名は管理項目に入ってますか？プライバシーにかかわるので人数だけですか？
13:45	yuko　出来れば、どちらが良いかご意見いただけると有難いです。管理日誌なので転入出は氏名書いて，後は人数で良いかと思いますが。
13:46	shimoko　患者さんは、一応お名前で把握していくんですよね。
13:46	shimoko　転入転出は氏名。
13:47	shimoko　PCRも氏名ですね。
13:49	shimoko　１日１枚を次勤務者に引き継ぐ。夜間の患者状況をサマリー的に記載できる欄があると良いかも。
13:52	shimoko　16時の表の下の空欄に夜

| 16:45 | まさむ　資料提供ありがとうございます。ようやく孫も帰宅しました。当分孫たちとは会えないかも。 |

間の状況等、ちょっと書くスペースを作るとか。

石川県で初の死亡例
2020/04/14（火）

17:10	よしみ　悲報です。県内で三人亡くなったみたいですね。
17:11	れいこ　テレビで見ていました。
17:11	れいこ　とうとう死亡者出ましたね。
18:15	永田厚子　三人も。
18:18	永田厚子　夕方、北國新聞社から電話があり、ホテルで勤務する看護師を募集していると聞いたがどんな状況かと。夕刊に記事を書いたものだと。
18:21	永田厚子　夕刊の記事を確認するため、担当者にFAXを依頼したけど、県庁のFAXがフル稼働でなかなか送れないと。三人死亡関連かな。
18:33	れいこ　沢山いますね。
18:35	永田厚子　楽天が調査した結果、ホテル８つくらいが協力する意思あり、700室とか言ってた。早口だったからよー聞き取れんかったり忘れたり。
18:35	永田厚子　沢山やね。
18:49	永田厚子　協力する意思のあるホテルは８つです。
18:50	飯田絹子　宿泊療養の看護にあたる私たちも、感染拡大予防策の実践を改めて身につけて、心してあたらな

いといけないですね。

19:00 柏木栄子　本当に緊張しますね。

金沢市立病院での学びとその共有

2020/04/14（火）

19:27 中出みち代　今日、金沢市立病院へ行き、病院長から説明を頂きました。3名の初の死亡患者を出し、辛い思いでいますが、ひとつ確実な事、私達が看護にあたる患者は、軽快者と言って発症から10～14日、いわゆる急変の可能性を脱した患者を入所の基準とするとの事です。詳細は今から纏めて、お伝えします。

19:30 飯田絹子　情報ありがとうございます。

19:34 shimoko　こんばんは。いろいろ情報ありがとうございました。

20:12 よしみ　色々ありがとうございました。急に仰せつかって動いていただき恐れ入ります。

20:42 MARIKO　中出さん、お疲れのなか早々にありがとうございます。せめて夜は心穏やかに過ごして、免疫力アップに努めてください。おやすみなさい。

20:51 たきあつ　おやすみなさい。

20:52 飯田絹子　おやすみなさい。

勤務表作成を進めながら、
勤務初日に向けて励まし合う

2020/04/15（水）

11:12 中出みち代　今日は、ホテルへ視察に行きますが、時間未定です。明日から、開始の様です。又、ご連絡します。

11:18 中出みち代　勤務のスタートは塩村理事と中出です。後程、勤務表を添付します。

11:19 永田厚子　有り難うございます。宜しくお願いします！

11:45 中出みち代　勤務表添付。最新版の勤務表です。

11:47 永田厚子　有り難うございます。

11:48 永田厚子　了解致しました！

13:05 中出みち代　勤務表、変更の予定です。お待ち下さい。

13:33 よしみ　いただきました。

13:41 shimoko　現況お知らせします。本日、16時30分から、塩村理事と中出さんが県庁へ打ち合わせに行かれる予定です。そんな状況ですので、明日の開始は未定です。で、勤務表は、また変更になると思います。よろしくお願いします。

13:42 れいこ　はい、わかりました。

13:43 よしみ　分かりました。ありがとうございます。

13:50 永田厚子　待ちます！有り難うございます。

20:39 中出みち代　先程、帰宅しました。

20:40 中出みち代　明日から始まります。

20:44 れいこ　はい、ありがとうございました。

20:47 shimoko　遅くまで、お疲れ様でした。ありがとうございました。

20:55	まさむ　ご苦労様でした。了解です。さあ、いっちょやりますか!!
21:04	永田厚子　遅くまで有り難うございます。はい!! 頑張りましょう！
21:13	よしみ　お疲れ様でした。ありがとうございました。
21:18	よしみ　明日から？
21:20	中出みち代　ホテルで患者さんがほっとできる工夫が必要だと痛感しました。 勤務表が二転三転してご迷惑をお掛けしました。特に永田さんに過酷な勤務となっていて、申し訳ありませんでした。明日から早速、受け入れ開始です。なので、17日の勤務の方、心と身体と家庭の段取りをお願いします。 医科大の感染の先生、○○先生、感染の○○認定看護師さん、素敵な方々で、私達職員の安全のために沢山の提言を県にして下さって嬉しかったです。 もう一つ、夜は私達だけと言う事でしたが、県の職員がお二人も泊まって対応するとの事でした。良かった！一階二階がグリーンゾーンで、四階以上に患者さんです。とにかく、手指消毒と顔を触らない事ですって。明日は、朝、看護協会に出勤して、11時にホテルに向かいます。患者さんの心が和む工夫を考えておいて下さい。寝ながらでいいので。
21:20	中出みち代　詳細は又明日。
21:22	MARIKO　中出さん、ありがとうございます。そして、連日たいへんお疲れさまです。諸々承知いたしました。今日の打ち合わせの詳細は、明日、塩村理事や会長から報告・説明していただけると思います。
21:34	shimoko　私達の安全・安心の為に心を砕き、不眠で立ち向かってくださり、ありがとうございました。
21:34	よしみ　早く収束させるためにも必要なことだと思えるよう願いたいです。不幸にして感染された皆さんには、よい環境で早く家に帰してあげたい。
21:36	れいこ　1日でも早く回復できるような環境を作りたいです。
21:37	よしみ　ホテルの職員が安心できるように看護師としての姿勢を見せてあげられるようにしたいと思います。
21:39	中出みち代　ホテルの様子を写真で送付。私達の部屋の様子と全館放送の設備。

2020/04/16（木）

05:32	よしみ　本日は出勤出来ませんが宜しくお願いいたします。
05:37	飯田絹子　おはようございます。皆さま、連日、情報をありがとうございます。中出さんも疲労がたまらないか心配です。
05:42	よしみ　来るべき日に備えてゆっくりして下さい。
05:43	shimoko　おはようございます。本日もどうぞよろしくお願いします。
06:10	中出みち代　そろそろ看護協会へ向

かいます。皆さん免疫力を高める努力を！

06:12	柏木栄子　新聞に大きく出ましたね。
06:55	shimoko　北國新聞、県看護協会って書いてありました^_^
08:36	よしみ　ありがとうございました。
08:43	よしみ　ユニホームの件ですが、医療センターでは白衣ではなく捨ててもいいくらいのシャツみたいです。いやだったら捨てたり洗濯機を準備して貰っているようですが。
08:56	よしみ　前もって準備したらいいものがありましたら教えて下さい。
09:59	れいこ　最新の勤務表です。これが本当に最後です。
10:06	飯田絹子　お疲れ様です。勤務表をありがとうございます。
10:27	よしみ　頂きました。

ホテル療養支援のスタート！

2020/04/16（木）

10:57	永田厚子　[壮行会の写真と動画]
10:57	永田厚子　今出発されました！
11:13	れいこ　平前さん、白衣お持ちですか？
11:39	永田厚子　看護協会のHPにいつもの三倍の人が訪れていらっしゃるそうです。マスコミの力は凄いね。
11:52	永田厚子　[ナースシューズの写真]
11:52	永田厚子　山善の山本社長さんからプレゼント、全員へ。
11:53	永田厚子　軽くて履きやすいです。
11:58	飯田絹子　先発隊の方々、出発され

たのですね。継続して看護していけるよう、気がついた点はまた教えてください。シューズなど、沢山の方たちからの応援が嬉しいです。

12:49	たきあつ　お昼食べれましたか？
12:59	まさむ　今朝、常務に確認したところ白衣がなければ、ジャージとシューズが必要との事でしたので、午前中に買い出しに行ってきたところです。
13:02	shimoko　免疫力アップだもんねー！
13:06	yuko　笑わせていただき感謝。
13:07	yuko　沢山の方々の応援に感謝。
13:16	永田厚子　平前さんのシューズは永田が預かっていますね。
14:26	まさむ　永田さんシューズありがとうございます。
14:37	永田厚子　皆さんのパワー頂き元気が出ます！
17:32	よしみ　情報ありがとうございました。
18:15	永田厚子　会長さん、石川テレビ出演です！！今すぐテレビつけてみて。
18:34	よしみ　スミマセン。NHKの方を見てました。
18:43	よしみ　NHKは先日の再放送でした。明日の19時30分からのナビゲーションで放映されるのでは？
18:54	永田厚子　明日のNHKにも出演です。
19:01	よしみ　いしかわ令和プレミアムでした。
19:17	yuko　今日は4名だったんですね。

19:33 shimoko　ありがとうございました。石川 TV 見逃しました。

20:41 よしみ　NHK は明日ではなかったですか？

21:49 永田厚子　当直のお姉さま方！！お疲れ様です！

21:49 永田厚子　落ち着きましたか！？

22:38 よしみ　電波が届かない？ Wi-Fi がない？

22:39 よしみ　眠れないだろうけど、お疲れ様でした。

22:56 shimoko　Wi-Fi 接続されてないのかも。

22:57 shimoko　今日も一日お疲れ様でした。おやすみなさい．

23:06 柏木栄子　お疲れ様でした。

初日の勤務者から情報を共有する

2020/04/16（木）

23:06 中出みち代　ドタバタの一日でした。今、マニュアルの修正中です。明日は、午後から 5 名の入所です。

23:06 飯田絹子　お疲れ様です。

23:10 中出みち代　ナースセンターはホールの一角です。中々暖房が効かないので、少し羽織るものをご持参ください。詳細は明日。8 時 30 分少し前に、ホテルの正面玄関あたりで塩村さんがお迎えします。基本、駐車場をそのまま入って、左側に止める事になります。止めたら、絶対にレッドゾーンに入らないで下さい。

2020/04/17（金）

05:14 中出みち代　Wi-Fi あります。私にゆとりがなかっただけです。

05:15 柏木栄子　おはようございます。お疲れ様です。眠れましたか？

05:15 中出みち代　沢山の励ましありがとうございました。

05:18 中出みち代　24 時に 2 階に上がって寝ました。お風呂も入らず、深い眠りに着きました。

本部長　○○先生、副本部長　○○先生が親身になって、安全対策の指導とデモンストレーションなどしてくださって感激です。

05:20 中出みち代　殊に○○先生は、ホテルから 10 分位の所にご自宅があり、異常時は飛んできてくださる体制です。22 時過ぎまで居て下さいました。

05:24 中出みち代　お部屋は 4 部屋、自由に使える対応です。プラス大きなお部屋が一つ、共有の部屋でトイレはそこで使います。1 階にはトイレがないので。

ただホールの一角に更衣室とお伝えしていたのですが、だめでした。なので、2 階の共有の部屋か、自分の部屋で更衣です。

05:27 柏木栄子　駐車場はわかりやすいですか？

05:28 中出みち代　三段階のガウンテクニックとしました。書類だけの受け取りの時と配膳のみの時。廃棄物を下ろす時、PCR など患者さんに接す

る時。練習したガウンは3段階目。まずないとの事。

05:30　中出みち代　ホテル横の駐車場でとても明確です。まっすぐ入ってすぐです。今日の方は、私の青色のタントがとまっている前後にどうぞ。

05:33　よしみ　早くから申し訳ございません。寒かったようですが、今朝は大丈夫ですか？暖房は空調のため切ってあるのですか？風邪ひかないようにしてください。

05:33　中出みち代　もうすぐナースセンターに降ります。基本、当直は6時30分から21時としてマニュアルを作りました。

05:35　飯田絹子　おはようございます！本当にお疲れ様です。

05:36　中出みち代　いえいえ、お部屋はホッカホカです。ホールも暖房はあるのですが、広すぎて。私達のナースセンターに空気清浄機も置いて下さいました。

05:36　shimoko　お疲れ様です。朝早くから、ありがとうございます。

05:37　中出みち代　そうだ！印刷機が私達のパソコンにないので、USBをご持参ください！！

05:40　中出 みち代　県の方々は、ホールの本部に24時間寝ないで常駐です。皆さん、とても謙虚で優しくて頭が下がります。マイナス的な発言は避けて下さい。
マスク、ガウンは充分にあります。ただ長期戦になると考えて、必要最

小限を使うようマニュアルにしました。

05:41　中出みち代　昨日はそれどころでなく、昼食ないままでしたが、今日から芝寿司。明日は金沢のお弁当屋さんなどで輪番体制の様です。

05:43　中出みち代　県の職員さんは自分で用意するよう言われている様です。私達のお弁当の手配だけで、余り食べていない様で心苦しいです。

05:44　中出みち代　お弁当の値段が安いなどとの発言は避けましょう！暖かくて美味しかったです。

05:45　中出みち代　他に疑問はありませんか？

05:46　まさむ　おはようございます。情報ありがとうございます！全て了解しました。8時迄には、アムロ？…マサム行きます！！待っててケロ！

05:46　shimoko　中出さん、塩村さん、細部に渡って準備・調整いただきありがとうございます。しっかり引き継ぎしながら、このラインを使って、情報共有しながら頑張ります。

05:48　中出みち代　患者さんの健康聴取は、朝の9時30分の一回のみです。県の指定で朝7時と17時の二回の放送で検温して頂く体制です。マニュアルを修正しました。

05:49　中出みち代　まさむさん、了解です！

05:50　shimoko　お熱がある方にはどう対応しますか？何かアイスノンとか冷えピタとか持っていくわけじゃないと思いますが？

05:50	中出みち代　レッドゾーンとグリーンゾーンの区別だけは厳格です。それ以外は大丈夫！
05:52	永田厚子　保温対策、USB 持参します！
05:54	中出みち代　名札は不要です。ガムテープにマジックで書いてペタっと貼る体制です！
05:55	永田厚子　良かったです。協会に寄って持参しようかと思ってました。
05:56	れいこ　ガムテープ！いいですねー
05:57	れいこ　大変な 1 日だったのですね。ありがとうございます。
05:58	れいこ　何回も読み返して、理解したいと思います。
05:58	中出みち代　そういえば、笑顔のゆとりは無かったなー。
06:00	飯田絹子　詳細な情報をありがとうございます！！

体温計の数が少ないことがわかる

2020/04/17（金）

06:00	れいこ　私達はハッピーエンジェルという名称になりました。ホテル名は青空ハウスです。
06:01	れいこ　出勤時は、青空ハウス行って来まーす！です。
06:07	中出みち代　シャワーキャップの様なナースキャップ準備してくださっていまーす！
06:11	yuko　中出さん本当にお疲れ様。ありがとうございます。
06:49	たきあつ　ありがとうございました。

07:14	中出みち代　体温計が不足しています。看護学校の教材などで、大量に貸してくださるところを探してください。
07:14	中出みち代　大変急いでいます。
07:27	れいこ　県総看に聞いてみます。
07:35	れいこ　しばらくしたら、返事来ます…お待ち下さい。
07:53	れいこ　体温計が 25 本あるそうですが、電子で昔のケース入りだそうです。消毒等しにくそうですが。
07:54	よしみ　アルコール綿もありますかね。
07:55	れいこ　学校？
07:56	中出みち代　各部屋に置いたままなので大丈夫です。おねがいします。日勤が到着しました。
07:56	よしみ　退院されたらアルコール消毒位は必要だよね。
07:56	中出みち代　そうそう。
07:57	中出みち代　学校に教材が一杯あるかなと思ったのですが。
07:58	中出みち代　借りて下さい。もし可能なら、今日の当直時に欲しいです。
07:58	れいこ　こんな古いですが、いいですか？
07:59	中出みち代　上等。
07:59	れいこ　了解。
08:00	れいこ　夜でいいですか？急ぐなら今から持って行きます。
08:00	中出みち代　夜で大丈夫です。
08:07	れいこ　学校は貧乏です。この際、県が新しい物買ってほしいですね。
08:11	中出みち代　昔ので良いので、学校

以外でも聞いてください。

08:14 yuko　はい。○○さんに今聞いています。

08:18 飯田絹子　金城に勤務している人に、出勤してから聞いてもらうことにしました。

08:19 中出みち代　県の方も喜んでおられます。

08:22 永田厚子　オリエンテーション中。

08:22 永田厚子　きっちりゾーニングされてます！安心して‼

08:30 yuko　○○さんから、医療センターが5本貸し出し出来るそうとのことです。○○は駄目だったそうです。

08:32 yuko　体温計は今日持参すれば良いですか？

08:36 yuko　午前中で良いですか？

08:41 飯田絹子　公立小松大学にも聞いてもらいます。

08:57 yuko　午前中に駐車場まで取りに来てもらえますか？よろしくお願いします。

09:58 よしみ　お疲れ様でした。また本日の日勤者のお二人もお疲れ様です。まだまだお戻りにはなりませんか？

10:09 飯田絹子　体温計5本ですが、返却不要で小松准看護学院からいただけることになりました。明日の日勤時に持っていけます。

10:34 飯田絹子　金城大は今、事務管理部で検討してみてくれることになりました。借りれたら、マックス90本くらいあるらしいけど。

12:06 飯田絹子　体温計のことですが、金

城、公立小松大、医科大は返答待ちです。

12:17 飯田絹子　体温計、医科大は週明け頃に何本か不明ですが、協会宛に送ってくださることになりました。

LINE へのメッセージは業務内容のみに

2020/04/17（金）

10:05 よしみ　提案です。このラインは業務専用にしませんか？お互いを激励する事は大切なことです。でも多すぎると大切な情報を見逃したりしそうです。愛らしいスタンプもほっこりはしますが。ダメなら却下して下さい。

10:51 永田厚子　北川さんに同感です　大切な情報が伝わりにくいかと。

10:58 よしみ　永田さんお疲れ様です？夜勤の方に何か持ってきたらいいものがありましたら連絡してあげてください。時間あったらね。

11:00 永田厚子　申し送り終了して、マニュアルなどの変更を修正中です。

11:01 永田厚子　白衣だと寒いです。白衣の方は上に着ると汚染するので、下に着込まれることを進めます

11:50 れいこ　なるほど…半袖に着込むとは？

11:51 れいこ　ババシャツ？

11:51 れいこ　工夫します。

11:53 shimoko　ありがとうございます。長袖のシャツ着ていきます。

12:27 MARIKO　業務専用のご提案に賛成

です。加えて、夜間の心と体の休息のために、早朝深夜帯の連絡は至急のみだとうれしいです。

12:59 shimoko　承知しました。

16:06 中出みち代　当直、頑張って！お部屋の窓は開きました。縦軸に。

16:07 よしみ　了解。

17:06 中出みち代　平前さん、永田さん、日勤お疲れ様でした。回らない頭での引き継ぎで、申し訳ありませんでした。問題はなかったですか？まだまだ引き継ぎ中でしょうね。

17:39 yuko　今日は何人入ったのでしょうか？

17:41 たきあつ　予定は5人と聞いてますが？

18:54 中出みち代　5人の予定でした。

19:29 よしみ　日勤の方はマダ終わっていない？

19:57 永田厚子　先程帰宅しました。平前さんはまだ車で帰宅途中かと。

19:59 柏木栄子　17:00には終わらないってことですね。

20:04 永田厚子　申し送りしていると遅くなります。

20:04 永田厚子　なかなか複雑です。

20:05 柏木栄子　わかりました。覚悟して行きます。

土曜も日曜も関係なく、患者さんを受け入れる

2020/04/17（金）

20:11 yuko　本当にお疲れ様です。土日は

基本ホテルの移動は無しですか？

20:13 yuko　月曜日の予定は週末にわかるのでしょうか？緊急は別として。

20:26 中出みち代　2日前に検討し、入所前日に決定という予定です。永田さん、平前さんお疲れ様でした。

20:27 yuko　では土日入所有りとなりますね。

20:29 中出みち代　多分土日関係ないと思います。

20:32 yuko　わかりました。ありがとうございます。

20:32 よしみ　最初が分からないから引き継ぎが大変なんですね。

20:39 中出みち代　引き継ぎが大変です。全員が初めてだから。

21:05 中出みち代　平前さん帰宅されましたか？

21:18 まさむ　ありがとうございます。無事帰宅しました。業務スケジュールと主要業務の手順のベースを作成してきました。医師にも確認してもらいましたが、時間がないため、とりあえずベースと言うことで、状況に合わせ皆さんで更新していただければと思います。看護師魂を今こそ社会のために!!カッコ良すぎですか？

21:21 中出みち代　ありがとうございました。ゆっくり寝て下さい。感謝です。

21:22 yuko　凄すぎ〜〜感謝

鍵の閉じ込め事件が起き、レッドゾーンを歩くことに……

2020/04/17（金）

21:57 中出みち代　こんばんは。皆さん、体温計の手配、本当にありがとうございました。実は、初日に患者さんがお弁当をとりに来られる際に、鍵を持たずに部屋を出てしまい、2段階のガウンでマスターキーを持ってレッドゾーンを歩きました。しかも、一番奥の部屋でした。明日から体温計が無いという県の方の悲痛な訴えをお聞き、体温計が無いとレッドゾーンに入って測定する事態になると直感し、SOSを出しました。助けて下さった皆さんには、とても嫌な思いをさせることとなり申し訳ありませんでした。でも、朝イチに届けて下さった体温計に、24時間常駐して下さった事務の方は「流石皆さんの力」と言っていただき、嬉しかったです。殊に飯田さん、ご迷惑をお掛けしたのですね。申し訳ありませんでした。

23:00 れいこ　10時半過ぎに部屋に入りました。

23:00 れいこ　平前さん、永田さんありがとうございました。

23:02 中出みち代　お疲れ様でした。今日の方々も軽症者でしたか？ゆっくりお休みください。

23:03 れいこ　今から、食事です。あまり、食欲も無いです。トイレも今まで行けませんでした…。あまりトイレに行く気にならないのです。

23:05 中出みち代　そうでしたね。確かに。

23:06 中出みち代　免疫力が低下してはいけないので、食べて下さい。

23:08 れいこ　食べまーす！

23:23 shimoko　お疲れ様です。今から食べます。頭、混乱しますね。

23:24 れいこ　大混乱^_^

23:24 中出みち代　お疲れ様でした。

宿泊時の注意点等の情報を共有する

2020/04/18（土）

07:08 中出みち代　家族への感染防止の例をお知らせします。帰宅したら、お部屋に入らずお風呂に直行。歯磨きも含めて、全身洗浄。他の洗濯物と別に、着ていたもの全てを洗濯。洗濯機の内側をハイターで清拭。以上で初めて入室。もっと提案があれば教えて下さい。

07:10 yuko　ホテルでシャワー浴びて帰宅は可能ですか？

07:14 中出みち代　もちろん可能です！！

07:16 中出みち代　でも、感染管理の先生によると、衣服からは感染しないと。ひたすら手とその手で顔を触ることに注意という事でした。目に見えないので過敏になりますよね。

07:17 yuko　シャワー浴びて帰るとしたらシャンプー、ソープが必要ですね。

07:19 中出みち代　それは設置してありました。タオル類がないけど。

07:20 yuko　わかりました。ありがとうご

ざいます。
07:20　中出みち代　ドライヤーもありました。ポット類もありました。
07:21　yuko　コーヒーカップは持参ですか？
07:22　中出みち代　ありました。
07:22　yuko　はい。
07:22　中出みち代　コーヒーとかは１人分だけあるのですが。
07:24　yuko　飲み物持参ですね。オヤツは300円以内で〜〜フフフ。
07:25　中出みち代　県がペットボトルはご自由にと設置してあります。衣類を捨てるような感染力の強い方はいないはずです。
07:40　よしみ　分かりました。
07:47　飯田絹子　おはようございます。小松准看５、公立小松大26本、計31本、貸してくださいました。本日、ホテル日勤ですので、直接お持ちしてよいのですよね。
07:48　よしみ　さすが飯田さん。ありがとう。
07:49　中出みち代　飯田さん、看護協会長名で借用書を提出した体温計ですか？
07:51　よしみ 見取り図とシューズ、勤務表以外に持参したらいいものありますか？手順などが変わっているようなので。
07:52　中出みち代　勤務表はホワイトボードに貼ってあります。ナースセンターの。
07:52　よしみ　ありがとうございます。
07:54　中出みち代　飯田さん、直接持参して下さい!!
07:55　中出みち代　ありがとうございました。県の方は感激されると思います。私達も救われます。
13:15　れいこ　先程帰りました…。持ち物はグッズのないホテルに泊まりに行く感じでお願いします。
13:16　れいこ　歯ブラシ、タオル類もワンセット有りますが、誰も追加してくれませんから、基本自分で持参。
13:17　中出みち代　お疲れ様でした。
13:18　れいこ　当直者は、少し横になれますから、着替えのスウェット上下くらいはあると良いかと。
13:20　れいこ　寝具は、交換が二週間無いと考えて、私は大判のタオル２枚で体を挟んで休みました。枕にも掛けられますし。
13:23　れいこ　部屋へのシューズでの出入りは、衛生観念的なものもあって、私はトイレのドアの前に白いテープを引いて、そこからはスリッパにしました。
13:24　れいこ　脱いだ白衣も朝着るまで何処に吊すか悩みましたが、ハンガーで吊るしてドアにぶら下げました。
13:27　よしみ　夜勤は次の日用の着衣に着替えたら、夜間に何かあってもすぐ対応できるのではと思っていましたが、そこまで考えなくてもいいですか。
13:30　よしみ　次の日用の着衣で寝ても大丈夫ですよね？

13:42 shimoko 更衣・宿泊の部屋の管理は自分たちで行います。レッドゾーンに入ったシューズで室内に入ることになりますので、部屋の外にシューズを置くのか、入口をゾーニングするのか。

13:44 shimoko 上さんはドアの外。私は靴を消毒して入り口50センチくらいの所で、勝手にゾーニングしてやりました。

13:45 shimoko そのお部屋でお茶を飲んだり、仮眠をとったりしますので、ちょっと頭を使いました。

13:46 よしみ 情報ありがとうございます。

引き継ぎの確認と５月勤務表の作成
2020/04/18（土）

13:30 shimoko お疲れ様。今洗濯機を回しました。なかなか連絡できなくて申し訳ありません。全てが手探り、さらに勝手な行動は出来ず、ミーティングで医師、事務とも確認して復唱しながらやってました。打ち合わせ確認は必須です！事務の方も変わります。私達も変わります。

13:31 中出みち代 なる程！皆さんの叡智を書いて、ボランティアの方々に郵送できるようにと思っています。第3段階のガウンテクニックは研修が必要でしたが、お越し頂くのも申し訳ないので、克明に記してお届けできたらと考えています。

13:32 shimoko お互い決めたことは、遺漏なきよう、次の方に申し送って行動を統一してくださいと念を押されました。

13:34 shimoko 昨日、平前さんが業務手順なるものを作ってくださいました。それをベースに追加変更していきます。医師、事務とも確認しながら。

13:34 中出みち代 ５月の勤務表を作成します。皆さん一人とボランティアの方一人のペア体制で考えています。早めに皆さんの５月希望を教えてください。もう日が無いように思います。月曜日に出勤して作成したいと考えています。すれ違いが多いから、どうやってご希望を聞こうかと悩んでいます。

13:35 中出みち代 そうですね。口頭でなく記録で引き継ぎをと医師からも言われました。

13:35 shimoko 上書きで、変更修正をしていきましょう。それに沿って引き継ぎをしました。朝のミーティングで決定したことなど今日も修正を加えてくださると思います。

13:36 中出みち代 なる程。

13:37 shimoko 慣れるともう少し楽になるのかもしれませんが、思考力がなくなるくらい消耗します。できれば夜勤の翌日は休みにした方が良いと思います。

13:38 中出みち代 コロナBOXの中に、平前さんに作ってもらった５月の勤務表があります。それに記載していきましょうか。確かにそうですね。思

考停止状況ですよね。

13:39 中出みち代　塩村理事に伝えます。

13:40 shimoko　神経を使うのは、ゴミ出しと、患者さんの受け入れです。レッドゾーンを使用する行為は、事前に事務の方も一緒に行動を復唱してから始めてください

13:53 よしみ　申し訳ありません。私は娘達の勤務表ができないと正確な日程が分かりません。今の時点で一人の娘が5日・6日が休みなので、とりあえずそこだけ。あとは月末に勤務表が出されたらになります。

14:04 中出みち代　ボランティアの方に早めに勤務表をお届けしたいと思います。希望は、このLINEに書いていただくしか方法はないですよね。それを転記してみます。宜しくお願いします。基本はダメな日を教えてください！

14:05 中出みち代　北川さんは5／6日勤務可能ということですね。

14:05 yuko　上野谷は4月と同様です。よろしくお願いします。

14:08 yuko　皆さま情報ありがとうございます。

14:10 MARIKO　今夜、当直。皆さんからの情報を踏まえて勤めます！

14:11 yuko　上野谷追加で、5月10日は不可でお願いします。

14:12 中出 みち代　山下さん、よろしくお願いします。お疲れ様。

14:14 中出みち代　山下さん5月も夜勤専従で良いですか？ダメな日を教えて

14:15 よしみ　北川は5日の夜勤でも可能です。USBは各自持って行けばいいのですね。

14:16 中出みち代　いえいえ、一つ看護協会のを共有しています。

14:16 よしみ　分かりました。ありがとうございました。

14:17 MARIKO　5月の勤務ですが、潜在ナース就業支援業務が途切れなく続いているので、平日は協会勤務希望。日勤：土日祝いつでもOK、連日でもOK。当直：土曜と祝日の前日ならいつでもOK。よろしくお願いします。

14:18 中出みち代　了解です。ありがとうございます。

14:20 たきあつ　わたしは山下さんの間を自由に入れてください

14:21 中出みち代　ありがとうございます。了解です。

14:24 永田厚子　永田はいつでもOKです。

14:58 中出みち代　ありがとうございます。

16:26 まさむ　連絡が遅れてすみません。5月の勤務希望は何もありません。いつでも大丈夫です。

16:31 中出みち代　ありがとうございます。

16:45 shimoko　勤務日ですが、21・22の勤務を避けていただきたいです。

17:25 れいこ　28日の理事会終了に伴い、訪問研修の連絡調整をしたいので、1日は協会勤務にして青空ハウスはお休みでお願いします。

21:22 飯田絹子　飯田、勤務表はいつでもいいです。宜しくお願いします。

21:24 中出みち代　ありがとうございます。
21:34 柏木栄子　お疲れ様です、8、16、28日以外の日勤でお願いします。
21:35 中出みち代　了解です。

免疫力の低下を防ぐべく、しっかり食べて!!

2020/04/18（土）

15:21 shimoko　夜勤の方の朝ご飯はありません。お食事の事は確認しませんでした。昨夜は出ました。どうなんでしょうか。もっとも朝は食べる暇もありませんでした。6時半には朝食きました。

15:26 中出みち代　それは、事務の方が忘れておられるのです。私も持ち帰りましたが、なしになってしまうとダメなので頂いて下さい。

15:26 中出みち代　患者さんの朝食と一緒に手配して下さい。

15:29 中出みち代　県費で買って下さっています。免疫力を落とさないためにも食べましょう！

15:30 shimoko　すみませんでした。次からいただきます。

15:32 れいこ　事務方も食べて居ませんでしたよね。

15:33 れいこ　皆さん大変で、そこまで気が回らなかった感じですね。皆さん、一生懸命でした。

15:35 中出みち代　医師と看護師は県費で出るそうですが、事務の方は、自費だそうです。パンを食べておられま

した。初日は。

15:36 れいこ　はい、了解致しました。

16:17 中出みち代　皆さん、大変な日々だと思います。災害支援と一緒ですので、私達の生活は不便な事も多いと思いますが、当然と思って乗り越えましょう!!
でも食事だけは、大切ですから、しっかり摂って下さい。忙しくて事務の方も忘れている事もあるかもしれませんが、お弁当をお願いしますとお伝えください。それ以外のことは工夫と我慢です。災害支援に来ているという意識でおねがいします！
大変ですが、石川県の未来を背負って頑張りましょう！

16:35 中出みち代　支援が大変で、とても勤務時間内に終わらない日々です。ご自分の勤務時間の実際を記録しておいて下さい。お願いします。

16:36 中出みち代　困ったこと、改善したことなどの共有がなかなか大変です。このLINEで共有しましょう。

16:42 shimoko　ありがとうございます。

マニュアルの修正・改善を重ねる

2020/04/18（土）

19:03 まさむ　業務スケジュールならびに手順についてです。デスクトップと印刷物で作成してありますが、今後、不足や変更がありましたら、印刷物に赤字で追加や修正をして下さい。もちろん分かりにくい箇所の指摘も

お願いします。20日に出勤した際、修正したいと思います。更に必要な手順があれば手書きで結構なので提案下さい。なお、永田さんにお願いです。現場で撮影した写真をデスクトップにご提供下さい。今後の活用を前提に、みんなの力でマニュアルが作れればと思います。この事態が終息したらみんなで温泉にでも行ってマッタリしましょうね。あんまり密接でない範囲で。

19:04　中出みち代　ありがとうございます。皆さん、お願いしまーす。

19:08　yuko　まさむさんありがとう♪（´ε｀）

21:00　shimoko　まさむさんが作成してくださったものを、上書きしながら使っています。ハザードBOXや配膳など、二転三転でしたのでね。先生もその都度、活字で引き継ぐようにとの事でしたので、修正の日を加えながらやってます。良いですか？

21:22　飯田絹子　ごみ捨てについて修正しています。詳細を記載しているつもりですが、漸次ブラッシュアップしていけばいいですね。日勤終わりに当直に送る段階で、確認しながら修正を加えています。ドクターも確認済みです。

21:26　中出 みち代　お疲れ様でした。

感染防止の要は清潔にすること！

2020/04/18（土）

21:26　飯田絹子　○○ドクターは、気になるならシャワーをして帰ると良いねと。というのは、髪や顔などについているものが手を介して涙腺から感染することがあるからと。シャワーでなくても、アルコール含有のウェットティッシュで顔を拭いてもいいとのこと。

21:29　中出みち代　日勤の方専用のスイートルームで入浴やシャワーが可能です。活用して下さい。

21:36　中出みち代　お疲れ様でした。

21:43　shimoko　お疲れ様でした。長い1日でしたね。

21:51　柏木栄子　お互いに、もう少し慣れてくれば引き継ぎは短縮できますよね。

21:58　shimoko　そう思います。今週は私たちが少しずつ動けるようになり、5月からは新しい人達へのオリエンテーションですね。正念場ですね。

2020/04/19（日）

08:49　よしみ　おはようございます。三十六度七分です。ナースシューズは勤務ごとに持ち帰りですか？

08:50　たきあつ　大変ですね。

08:51　よしみ　専用のボックスなどありますか？

08:53　中出みち代　日勤控え室のスイートルームに置くことにしましょうか。専用のBOXなどありません。あのお部屋で工夫してみて下さい。お願いします。

08:53 柏木栄子　私と飯田さんは昨日、ビニール袋に入れて持ってきました。車に乗せたままにしています。

08:54 中出みち代　それの方が安全ですかね。良い工夫ですね。私も持ち帰りました。

08:55 よしみ　聞いてみます。私はバスだから車の中にはできないから何とかします。

08:55 よしみ　ありがとうございました。

08:55 中出みち代　これからボランティアの方も来てくださいます。スイートルームも一杯になるので、ナイロン袋方式にしましょうか。

08:57 よしみ　分かりました。

08:57 中出みち代　バスの方だけナイロンに入れて、スイートルームへと言うのはどうでしょうか？

宿泊ホテルの休憩室の
清掃は自分たちで行うべき？
2020/04/19（日）

08:57 柏木栄子　昨日、ホテルの方に、掃除する部屋ありますか？と聞かれました。必要ならやってくれそうな感じ。シャワーしてきたのですが、その後水で流してきただけなので、部屋の使い方を少し統一した方がいいかと思います。

09:00 中出みち代　ホテルの方はそう言われるのですが、患者さんと同様、他の人に負担をかけずに自力で行いましょう。災害支援の意識で。災害現

場より快適と思いましょう！県もその方向です。守ってください。お願いします。

09:02 中出みち代　平時じゃ無くて戦時です。今テレビでも言っています。

09:03 中出みち代　お願いでーす!! 不自由でも支援者も自力の創意工夫で!!

09:05 yuko　スイートルームの掃除も自分達というのは仕事に支障出ませんか？グリーンゾーン、スイートルームの掃除は依頼しても良いのではないでしょうか？

09:09 中出みち代　県とホテルとの契約です。こちらで契約内容を勝手に変えることはできません。スイートルームで滞在する時間もありませんし、大掛かりな掃除で無く、大判のウェットティッシュで拭く程度と考えています。それを月曜日に手配して設置しようと思っているところです。

09:12 yuko　掃除する部屋ありますか？と言われたのは、契約以外の言葉だったのですね。では、掃除は業務ではなく、個人個人で行いましょう。

09:19 中出みち代　そう思います。多分、○○さんと言う優しい方がお一人いらっしゃるのですが、優しさだけ頂いて下さい。
今後、ボランティアの方に入って頂くと、もっと色々と要望の声が出てくると思いますが、私達職員が自らを律していないと、県から正しい評価が得られません。折角、頑張っているのに、看護協会がこの非常事態

に平常時の様な要求をしたと言われると、皆さんの努力が水の泡です。

東北の被災地でも、この種のことでトラブルが続き、それなら支援に来て欲しくないと言う様な事が多々ありました。災害支援と同様だと思っています。大変ですが、宜しくお願いします。

09:23 中出みち代　日が重なってくると、対策本部の掃除などの必要性も出てくるはずです。グリーンゾーンの掃除をホテルに依頼するように変更する事も有ると思いますが、県がお金を払っている事ですので、県の契約に従いましょう！

09:32 れいこ　シューズや掃除で伝言を思い出しました。

09:39 れいこ　皆さま、ティッシュ、ゴミ袋大小を持参してください。お部屋で必要です。紙コップも持参すると、うがい、飲み物を飲む際に助かります。前髪が垂れるかたは、ヘアピンで留めておくと、手が髪に無意識にいかないです。

09:40 れいこ　ヘヤピン、霜さんから一本頂き、私は助かりました。

09:41 れいこ　自分達を守る知恵を出し合うのが大切です。

09:41 よしみ　ありがとうございます。分かりました。

09:44 れいこ　部屋を使ったら、自分の出したゴミは袋に入れて、一階のゴミ袋に入れました…。しかし、私達のゴミも全てハザードボックスに入れ

ますから、なるべく部屋では、ゴミを出さない工夫が必要ですね。

09:47 yuko　ありがとうございます。わかりました（＾Ｏ＾）

協力者はボランティアで参加？
2020/04/19（日）

09:24 yuko　来月から入っていただくナースはボランティアでエントリーしたナースですか？仕事でエントリーしたナースも多いかと思いますが〜

09:28 中出みち代　協会長が県と協議中ですが、現在のところボランティアという位置付けの様です。石川県だけの動きでは無く、全国の看護協会が潜在看護師さんに依頼してホテルで支援することとなっています。全国と同様になっていくと思っています。

09:29 yuko　では、エントリーしたナースに再確認しないといけないですね。大変だぁ。

09:32 中出みち代　月曜日にその事も確認しながら、登録いただいた中から15名ほどの方を選抜しようと思っています。最終的には、当然予算化されるとは思っていますが。

マニュアルやルール等が
順次アップデートされていく
2020/04/19（日）

09:51 中出みち代　とにかく、感染からの自己防衛のために、叡智を絞って確

実な行動を取りましょう!!
そのために、先に勤務した方が真剣にマニュアルの改訂を重ねてくださっています。宜しくお願いします。

09:54　よしみ　色々と貴重な情報をありがとうございました。

11:01　中出みち代　永田さん、山下さん帰れたのでしょうか?

11:14　中出みち代　塩村さん霜さん、お疲れ様です。今日も何人か入所ですか?

11:21　MARIKO　今、自宅マンションの駐車場に着きました。お心遣いありがとうございます。

11:21　yuko　本当にお疲れ様です。

11:24　飯田絹子　昨日帰りの予定では5名の入所予定でした。

11:27　永田厚子　永田も帰宅しました。日勤者が勤務経験あるお二人だったので比較的スムーズに申し送り出来ました。

11:27　中出みち代　ありがとうございます。16名になるのですね。

11:28　中出みち代　良かったです!お疲れ様でした。徐々に申し送りの時間が短縮されますね。

11:29　永田厚子　気付いたことはその都度声に出して確認、調整ですね!

11:30　よしみ　バス停から行く者はホテルの正面から入っていいのですか

11:31　中出みち代　大切です!写真データーをパソコンに落として下さいましたか?明日、平前さんがマニュアルに写真を加えて修正してくださる予定です。

11:31　中出みち代　ホテルの正面玄関から手動で入ってください。もう報道陣も居ませんから。

11:32　yuko　手動〜了解。

11:32　永田厚子　ディスクトップの青空ハウスというホルダーに入れてあります。

11:33　中出みち代　はい、手動です。自動の電源を意図的に切ってあります。

11:33　永田厚子　自動ドアはスイッチがはいっています。

11:34　中出みち代　外も?

11:35　中出みち代　そうですか!了解です。刻々と変わりますね。

11:35　永田厚子　はい、そのぶん中の目隠しホワイトボードは二枚になっています。ガードマンさんが前に立たれています。ドアがあくとアラームがなります。

12:01　中出みち代　協会長にお電話しました。
月曜日13時30分、ミーティングが終わった頃に、会長と専務理事がホテルへ行かれまーす。本部長、副本部長、事務の方々にご紹介下さい。柏木さん、上野谷さん、宜しく!

12:02　中出みち代　当初16日に来られると言うのを、現場が戦場過ぎたので断っていました。ごめんなさい。

12:20　中出みち代　心はひとつ!

19:26　中出みち代　日勤の塩村さん、霜さん、勤務は終わりましたか?5人の入所は終わりましたか?　お疲れ様です。

20:28 shimoko　お疲れ様です。今ゆっくりシャワーを済ませました。5人の方の入所は完了しています。毎日ミーティングで追加修正が入り、手順も変更を加えながら進んでいます。

20:29 shimoko　引き継ぎも一回やった方が順番に入られるので、随分楽になりました。

20:31 中出みち代　でも、今まで要したんですね。お疲れ様です。気をつけて帰って下さい。

20:34 shimoko　今日は、医師会の先生3人が見えて状況をお伝えしました。徐々に担当の先生が変わられて行くようです。また、対策室（調整室）の先生方も見えて話し合っておられました。PCRを実施しないと患者さんが退所できなくて困っているとの事でした。実施方法や場所、実施者などの検討が今後なされるようです。看護師の負担がない形で考えてくださるようでしたが。

20:36 shimoko　患者さんも増えて、患者把握を求められるようになりました。薬のこと、かかりつけ医、状態、食欲、メンタルなどいろいろです。

20:38 shimoko　先生が患者把握しやすく共有しやすい方法、患者個人表なるものを作ってくださり、記載もしてくださいました。私達も把握しやすくなりました。

20:39 中出みち代　是非そうあって欲しいです。今後は、看護協会の職員で無く、潜在看護師さんになるので、と言う

事を○○本部長にお伝えしておきました。

20:39 shimoko　カルテに一緒に綴じ込んでいます。ミーティングは3回でした。

20:52 yuko　お疲れ様です。明日は何人入る予定ですか？

20:53 yuko　担当の医師も変わっていき、看護師も変わっていき、なんだか心配。

20:54 yuko　でもそんな事いってられませんね。

20:55 中出みち代　そうですね。今日で16名の患者さんですね。

20:57 yuko　霜さん、気をつけてお帰りください。

21:09 中出みち代　一回使ったお部屋は使わない計画なので、段々と階が上がっていく事になります。

2020/04/20（月）

10:07 中出みち代　マニュアルに日中の本部への連絡先を追加して下さい。

10:44 まさむ　了解しました。ところで、この番号は誰につながるのですか？それと、夜間の連絡先は例のファイルの中に書いてあると言う事ですね？

11:20 中出みち代　はい！午後、青空ハウスへ行って差し替えます。

15:58 中出みち代　マニュアル1枚追加です。当面は、○○病院から医師と看護師が来て実施します。将来的には私達の役割になるそうです。室内を避けて、外で。色々、目まぐるしく

変化していて、確認が必要。

20:28　中出みち代　青空ハウス、21名の患者さんですね。皆さん、お疲れ様です。霜さん、平前さん、明日の8時30分に小藤協会長がMicrosoft teamsを使って毎朝、ご挨拶して下さるそうです。テレビ会議システムです。今日、実験して○○本部長も画面に映って下さいました。宜しく。

22:24　shimoko　凄いです！年寄りの夜勤明けの顔。何処の誰だかわからない顔になってますが、お許しください。

22:24　たきあつ　お疲れ様です。

22:25　たきあつ　明日よろしくお願いします。

22:25　れいこ　大丈夫。

22:26　shimoko　高城さん、北川さん、お待ちしてます。

22:31　中出みち代　明日、看護協会に協力者の方が会長と面接される事になりました。簡単なオリエンテーションを行って早く仲間を広げようと。

22:32　中出みち代　それで勤務日の希望も聞いていく方向です。

清掃等のルール変更で負担軽減
2020/04/20（月）

23:13　中出みち代　嬉しい変更です。災害支援だからと、皆さんには不自由をお掛けしましたが、明日から居室の清掃とリネンの交換に入って頂く事となりました。
県の事務のリーダーの○○さんに、

10時までに居室の鍵を渡して下さい。当直2人分をまとめて。毎日、県とホテルのミーティングを10時からされているそうですので、時間を守ってください。当然勤務は9時までなので遅れる筈はないと思いますが。
故に、沢山の荷物を持ってホテルへ行かなくて大丈夫です。ゆっくり安心して身体を休めて下さい。無理を強いてすみませんでした。宜しくお願いします。

23:21　中出みち代　明日の永田さん、上さん、荷物は着替えだけでOKです。
患者さんが増えて、PCRも始まるそうで、より自己防衛が求められます。頑張りましょう！

23:37　永田厚子　了解です。有り難うございます。

23:39　中出みち代　近々、一緒に勤務する事になる協力者の方々は、私達と同様に看護に当たってもらうとの看護協会長のお言葉です。そのお気持ちには感謝しながら、看護の仲間として、一緒になった方はプリセプターを宜しくお願いします。夜遅くのLINEになって、すみませんでした。お休みなさい。

患者さんに対面して
案内していたことが明らかとなる
2020/04/21（火）

05:51　中出みち代　患者さんの入所時書類は、電子化により受け渡しが無くな

る予定でしたが、昨日の段階でまだ無くなっていませんでした。

そこで、入口とナースセンターとの間にグレーゾーンを作って、そこでガウンを脱ぐ事で、看護師がレッドゾーンを歩く必要がなくなると考えました。ミーティング時に疑問を提出してみて下さい!!危険回避に向けて、疑問視した事を、どんどん提起して下さい。何の遠慮も要りません!!

05:53 **中出みち代** とにかく、レッドゾーンに入るのを最小限にする事を考えましょう!!

05:55 **中出みち代** ゴミ出しの時だけ、レッドゾーンに入る予定でした!!

06:01 **柏木栄子** 入口2箇所のドアを開閉しなければいけないので、レッドゾーンに入りますよね、そのあとの行動は?

06:04 **中出みち代** 入口とナースセンターの間にもう一つゾーンを使って、そこで脱ぐ。そして、そのままグリーンゾーンに移動するというのはどうでしょうか?

06:08 **中出みち代** レッドゾーンには入るのですが、即グレーゾーンでガウンを脱げば、その後レッドゾーンを歩いてエレベーターに乗って3階へいく必要がなくなると考えるのですが。書類が電子化によりなくなる予定は無くなったのですか?
それなら、その対処を考え直したいと思いますが。

06:13 **飯田絹子** 20日以降、看護師Aはレベル1のガウンテクニックをして、①入所セットとオリ資料を渡し、②エレベーターへの誘導をしています。その後レッドゾーンのエレベーターで三階へ行って脱衣するのですが、そもそも①②は離れてはいますが、対面する必要があるのか疑問です。何か別の方法を考えようと思いますがいかがでしょうか?

06:14 **柏木栄子** 電子化の話は昨日は出ていません。患者さんが触れていない書類の扱いもドクターはかなり慎重なので、そこからの出入りは無理な気がします。
確かに患者さんが乗ったエレベーターで移動するのはいい気はしませんが、天井までビニールでふさいで壁を作って、入口にホワイトボードで仕切りしましたよ。

06:17 **柏木栄子** ドアを自動に切り替えることができれば、書類だけ外で受け取れますよね。

06:19 **中出みち代** そんな約束は無かった!!案内しなくて良い様に、レッドゾーンに矢印を付けてもらった!! 対面の話なんか無かった!!
ホテルの入口から、駐車場を通って、事前に書類やセットを机に置いて、患者さんがエレベーターに乗り終えた後に、書類を貰う約束だった!!
患者さんとは全く会わずに!!何故変わったの!!

06:20 **中出みち代** エレベーターに乗り終

えた後に、ガウンを着て、レッドゾーンへ看護師が出て書類を貰うという行動。

06:21 中出みち代　だから、ナースセンターとの間に一つグレーゾーンをつくれば安全では？

対面しないで済む方法について議論する
2020/04/21（火）

06:23 中出みち代　自動ドアを切ってあるの!? 何故!? 提案して下さい!? 自分を守るために、どんどん提案して!! 改善でなく、改悪には反対!!

06:27 中出みち代　皆で考えましょう！

06:27 柏木栄子　自動にできるなら、それが一番簡単だと思うので確認してみたらいいですね。患者さんがドアに触れるのを恐れるならゴミ捨ての時に拭くとか、触れたとしても患者さんしか通らないなら問題はないと思います。

06:28 中出みち代　そう思います。

06:28 中出みち代　お願いします。

06:30 飯田絹子　入所者が①自分で入所セットを受け取り、②エレベーターまで進めるようにしたいです。エレベーターまでいく矢印などはたしかありません。一方通行ではありますが、初めての方には矢印表示がないとわかりません。誘導表示をして欲しいです。

06:32 中出みち代　書類の扱いは、今まで通りで良いと思います。むしろ、グ

レーゾーンとグリーンゾーンの間に、もう一つ机を置いて無菌的にそこへ投げおけばB看護師も不要では!?

06:36 中出みち代　赤い目につく矢印を、レッドゾーンのエレベーターまで付けてもらったのを初日確認しています。だから、全く案内せずに患者さんは部屋へ入られました。患者さんだけの通路になるので。
今日からPCRが始まれば、色々な人が通るようになるので、衝立の上までナイロンで覆われていたのだと思います。昨日見ました。

06:37 中出みち代　飯田さんの提案の通り実施していたのです。何処で何のために変わった!!

06:38 中出みち代　確かに、自動ドアには表示がありませんでした。提案してください！

06:39 柏木栄子　4階が埋まるまでは患者さんに渡す荷物を机に置くので、どっちみち外には行きます。患者さんが降りる前に書類を受け取れば、対面はしなくていいです。

06:39 飯田絹子　看護師Bどころか、まずは看護師Aの対面役割をなくさないといけないように思います。19日まではガウンテクニック2で、そして20日からはガウンテクニック1に下げて対応している現状でしたよ。

06:40 中出みち代　対面なんか全く無かった!! 何処で変えたの!! 心苦しいけど、全く対面なしの方法をとっていました!!

06:41	中出みち代　だから、最初からレベル１のナイロンのガウンにしていました。
06:42	飯田絹子　開始３日目（18日）が柏木、飯田ペアの初回の日勤でしたが、既に対面でしたよ。
06:43	中出みち代　自分達の安全第一を考えましょう！それが、本部全体の安全をも守る事になります。
06:44	中出みち代　改善しましょう！
06:45	中出みち代　何故か、知っている人議論に参加して！本来、そのためのLINEです。
06:48	中出みち代　提案 1. ホテルの正面玄関から出かけて、入所入口の机に荷物を置く 提案 2. 対面なし 提案 3. 患者さんがエレベーターに乗ってから書類を貰う それで提案してみて下さい！
06:50	中出みち代　スタートはそうしていました。改悪に反対です。
06:50	中出みち代　考えて、レッドゾーンは最小限に！
06:51	中出みち代　患者さんには優しくないけど、我慢です。
06:53	中出みち代　最初、レッドゾーンを歩いて三階には行っていました。それを止める改善提案を！
06:54	中出みち代　ナースセンターの一角にグレーゾーンの設定を！
06:54	飯田絹子　非対面から対面になっていった過程には、その時々の理由があったと思われますので、今回は看
06:55	護師の危険回避を理由に変更改善したいです。
06:55	中出みち代　そうそう、終わったことは良いので、改善提案をお願いします。
06:55	よしみ　後から参加したものには意味も分からないので発言のしようがありませんが、それぞれがその時その時ベストだと思い提案していたのかなと思います。今後は部外からの参加もあります。内部でこんな状態ではとても不安です！一人で考えての結果でもないとは思いましたが。人数が増えてきたらどうなるか不安です。
06:57	中出みち代　だから、全体ミーティングで提案して下さい。看護師の動きも常に全体で確認するという体制です。
07:00	中出みち代　不安のない様に、マニュアルを真剣に改善中なのです。
07:02	たきあつ　髙城は意味さえわかりません。わからない人が大事な会議に参加する必要はありませんか？

一人ひとりが当事者意識を持つことが大事
2020/04/21（火）

07:04	中出みち代　それでもおかしい？と思ったら議論して下さい。ベストを求めて！！ 皆が解らないとダメなのです。髙城さんは今日が初めてだから、わから

なくて当たり前です。不安に思わないでください。

07:05　よしみ　私も昨日夜勤明けで今日は日勤が初めての新入りの高城さんと。何を発言していいかなと。

07:06　よしみ　おかしいと思うことは昨日の朝少し分かる範囲で発言したと。

07:07　中出みち代　決められた事をするのではありません。考えて行動できてこそ、協力者への説明が出来ると考えます。
北川さん、だから私が書いた事を提案して下さい。今日は、どうしても金沢へ行けないのです。

07:09　中出みち代　平前さん、霜さん、私の言っている事、解っていただけませんか？

07:10　飯田絹子　順路①この荷物を持って、前方にお進みください。中に鍵と入所に必要なものが一式入っています。
順路②前方に進んでエレベーターまで行ってください。
順路③封筒に書かれた部屋に入室してください。すぐに鍵キーホルダーを室内の挿入口に入れてください。
こうした案内表示をレッドゾーンを進みながらみられるようにすると良いのでは？

07:13　中出みち代　ありがとう。その通りです。北川さん、飯田さんの提案を発言して下さい。

07:13　中出みち代　進みながらだと患者さんが読まないかもしれないので、荷物を置いた机と両方が良いかと思い

ます。

07:15　中出みち代　一人一人が青空ハウスの管理者です。発言して下さい！！

07:21　飯田絹子　私も体験してみてようやくわかることがありました。体験してみないと、なかなかイメージはつきにくかったです。
入所される方の気持ちを思うと、周囲を見られるほど余裕がないと思われます。入口と、通路やエレベーターまでの両方に、赤い大きな矢印と共に案内したらどうかな？博物館やお城の中の案内みたいに。

07:24　中出みち代　いや、飯田さんの最初の提案でいきましょう？
対面しないのは患者さんも了解です。だから、放送で自己紹介をする方法なのです。

07:29　中出みち代　保健所の車の中でアナウンスをしていただくのも良いと思います。

07:51　中出みち代　霜さん、平前さん、今日日勤で初めての人が二人行くので、超過勤務になるけど、ミーティングだけ参加して下さいませんか？看護師がレッドゾーンに極力長い時間入らなくていい様に。
難渋したら、○○先生に私の携帯に電話するようお伝え下さい。

07:57　永田厚子　平前さんと永田の日勤では、患者さんが救急車から降りて中に入られるのを遠くで見守っていたはずです。

07:59　中出みち代　そうですか？患者さん

が先に入るのを、衝立の向こうから察知して、A看護師がレッドゾーンへ出ることになっていたので、見送りもなかった筈です。その時から少しずつズレたのですね。残念。

08:00 　中出みち代　患者さんへの思いが優し過ぎて、だんだん接近していった!?

08:03 　中出みち代　霜さん、平前さん、忙しくてLINEみていないと考えられます。

08:03 　れいこ　17日夜勤も対面でした。

08:03 　飯田絹子　推測ですが、自動ドアじゃなくなった段階でいつの間にか変わってしまったのでは?過去のことなので、もうよいのですが。

08:04 　れいこ　そして、自動では無く手動でした。

08:05 　中出みち代　OK、提案すれば一つ一つ解決ですね。頑張りましょう!そこからがカギですね。

08:13 　中出みち代　まず、自動ドアにしてもらいましょう!

08:25 　中出みち代　ミーティングで決まった訳ではないのですね。

08:26 　中出みち代　そんな筈は無いと思いました。医師は、看護の危険回避を徹底的に議論してくださっていた筈ですから。

08:28 　中出みち代　明日、早めに出勤しまーす。

08:42 　飯田絹子　話は変わりますが、昨日明けの申し送りが9時10分くらいには終わりましたが、その後入所者の体調確認になります。そしてミーティ

ングはその後になります。今は夜間と日勤のスタッフが入っている状況です。

1～2巡すれば夜勤者が入らなくてもよくなるのかもしれませんが、今は様々な提案を出すためにも、両勤務者の参加は必要な気がします。

日勤者にはすぐに業務に入ってもらうため、もしミーティングで「これ、直して」などの意見が出ると夜勤者が行うことになります。現在では、それがよいと思います。

朝方の掃除時間等の提案についてですが、夜勤者が10時までに部屋を空けるのは、まだ難しいように思います。部屋を空ける時間をもう少し遅くならないでしょうか?

08:58 　中出みち代　疑問に感じた事を教えてください。最初は、とにかく、看護師をレッドゾーンに入るのは最小限で、ゴミ出しの時だけだけと決めたつもりです。それ以外のことがあったら教えてください。

10:12 　yuko　はい。

12:39 　shimoko　お疲れ様です。今帰ってシャワーして洗濯を始めました。今日に限ってはホテルでシャワーする時間がありませんでした。

自動ドアについては、タッチドアの為、患者さんがタッチするのではなく、こちらが手動で開ける事になった様です。

12:42 　中出みち代　そうだったんだ。でも患者さんにタッチしていただけば良

いですよね。ゴミ出しで出掛ける時、荷物置き場にスプレーでも置いて。

12:42 柏木栄子　お疲れ様でした。

12:44 柏木栄子　タッチしてもいいと思いますよね。そのためだけなら、あとで拭けばと。エレベーターのボタンと同じ扱いで。

12:44 中出みち代　そうそう！

12:45 shimoko　スプレーは既に置いて、エレベーターのボタンなども拭き取りながら、ガウンを脱ぎに行っています。

12:46 中出みち代　そうですか！凄い改善です。

12:46 柏木栄子　ゴミ捨ての時にそれをやればいいですよね。

12:46 中出みち代　はい！

12:47 中出みち代　ゾーニングって、できたでしょうか？ナースセンターと自動ドアとの間で。

12:50 shimoko　書類の受け渡しは、小さな窓口程度にして、後は塞ぐ工夫を検討してます。朝のミーティングでそうなりました。

12:50 中出みち代　ありがとう！それは良い。

12:51 中出みち代　電子化の話は無理だったのですね。でもその方法が良いですね。

12:52 中出みち代　文殊の知恵ですね。正に思いもしなかった！

12:55 中出みち代　安堵しました。ありがとうございました。

13:13 shimoko　対面について、鍵忘れや

逆さま挿し、入院時患者さんに聞かれれば、つい返事したり、思わず手伝ってしまったり。そのことについてもミーティングで、○○先生に相談しました。そしたら、それは看護師の優しさだねと。気持ちは分かるけど、立ち位置や距離を工夫して身を守ってねと、優しく言われました。

13:15 中出みち代　そうなんだよね。優しさを棚上げにしましょう。

対面することになった経緯が判明する
2020/04/21（火）

14:02 まさむ　先ほど帰宅しシャワーを終えたところです。すみません、なかなかラインを確認できず。
論議されている件について私の知る範囲の情報を報告します。まず入所者入口の自動ドアの件ですが、17日に私が立ちあった一件目で、患者が入館しようとしたところ、ドアが開かず手動で開けて入る場面がありました。そこで事務に自動ドアの電源が入っておらず患者がドアに触れる結果になった事を伝えると、電源は意図的に切ってあり、看護師がドアを手動で開放することになっているとの説明でした。この時、医師もおり、肯定していましたので、それが合意の手順なのだと認識した次第です。なお本件について、今朝のミーテングでも確認しました。結論は霜さんの説明にあったとおりです。

２件目の患者との対面の件ですが、要は患者との距離の問題かと思います。開始当初は確かに患者から離れて見守ると言う事になっていました。私も３メートル以上離れるよう注意しています。ただ、封筒にカギが入っているなどの説明したり、患者の中には質問されたりするかたもおり、どうしても会話は必要な場合があります。本件についても、今朝の検討で、患者との安全な距離を保って対応するということを確認しています。

なお、昨日、看護マニュアルを更新しファイルに綴じるとともに、デスクトップに掲載しておきました。マニュアルは状況の変化に応じて最善の方法に変えていくものです。本部長にも同じ物を提出し確認を依頼してあります。是非、皆さんもお気づきの点があればご指摘下さい。また中出さんご心配なく、ミーティングでも皆さんハッキリ意見を伝えておられますし、建設的意見を提案されています。さすが管理者上がりのおねえ様方です!!そろそろ寝ます。

14:09 飯田絹子　距離を保っても、やはりレッドゾーンに行くということですね？　行かないという方法はないでしょうか？

14:18 中出みち代　ありがとうございます。お疲れ様でした。説明は救急車の中で行えば良いと思います。入室されたら、後は県の事務の方が電話で詳しいご案内をする事になっています。

小さな窓口づくりで、看護師が対応するのをやめましょう！初日はそれができていました。患者さんも不安でしょうが、電話での対応です。

14:19 中出みち代　ミーティングでの発言の件は安堵しました。ありがとうございます。

14:20 中出みち代　窓口を検討中なのですよね。優しさ優先という発想を切り替えましょう！

14:23 飯田絹子　しつこいですが確認です。入所者が救急車の中で、誰が何処から説明するのですか？

14:26 中出みち代　書類を預かり、私たちに渡して下さる人です。誰なのかはわかりませんが、県の方から依頼は可能です。何故かというとホテルに近づくと、必ず今、何処を走っているかの連絡が入っています。そのタイミングで患者さんに伝えてもらえば良いです。

14:28 中出みち代　長々の説明は不要です。鍵の事と、通路を通ってエレベーターに乗っていただき、自分の部屋に入ってもらう事だけ。封筒に部屋番号も書いてあったと思います。

14:29 中出みち代　それで、解決ですよね。

14:30 中出みち代　不親切かも知れませんが、看護師の安全のためです。

14:30 yuko　先ほど話が出た自動ドアの件ですが、事務と医師で合意済みと言われると、意見を言うのはなかなか難しい。私もレッドゾーンには入らないという当初の決まり事はないが

しろにならないようにしたい。ナースにばかり負担増える。

14:31　中出みち代　同感‼

14:33　中出みち代　普通に考えて正しいことは、主張しましょう！患者さんへの不親切は堪忍してもらって。看護師が開けておくなどと言う事は決めた覚えがありません。改善しましょう！

14:36　飯田絹子　つまり、駐車場に回って入所セットを到着前に所定位置に置いておくだけで、ナースセンターに戻ってきて良いということでいいですか？看護師Bが小さな窓口から書類を受けとればよいということですね。

14:37　中出みち代　そのとおりです。ありがとう。

14:37　yuko　入所セットも事務が定位置に置いたら駄目なのでしょうか？

14:38　中出みち代　そうですね。駐車場からなので。

14:39　yuko　4階の入所者が終われば、セットを置く業務は無くなりますが。

14:40　中出みち代　封筒と鍵はありますね。

14:40　yuko　そうですね。

14:41　yuko　自動ドアの電源は入れるよう変更してもらわないといけませんね。

14:42　中出みち代　何故なのでしょうね。電源を切るとは？

18:55　yuko　レッドゾーンの自動ドアはやはり使えない事になっているのですね。

18:56　よしみ　はい。

18:56　yuko　その理由は？

18:56　中出みち代　何故なのでしょうね？

18:57　よしみ　入所の方がドアに触る可能性大だから、開け放しておけば触らないかと。

18:57　yuko　何故触ったらいけないのでしょう？

19:00　中出みち代　そのために、看護師がレッドゾーンに行く必要がありますか？PCRの介助であればやむを得ないと思いますが、介助もしないのなら不要では？

19:02　yuko　今日のミーティングで再確認してもそのようになっているのですね。お疲れ様です。ありがとうございました。

19:02　中出 みち代　今後、検討していきましょう！

19:02　yuko　明日もう一度、優先事項が何か、確認したいと思います。

19:03　中出 みち代　お願いします。

19:04　中出 みち代　繰り返しですが、極力レッドゾーンに行かないを基本に。

19:05　yuko　本当にそう思うのは，私達だけって寂しい。

19:06　中出 みち代　本部長の〇〇先生も徹底して看護師を守る姿勢でしたよ。

マニュアル更新と協力者初出勤の報告
2020/04/21（火）

15:02　まさむ　寝ると言いながら二言、今日の入所は13時30分2名、15時2名、あと1名は未定だったと思い

ます。入所前に車内でご説明頂き、立ち会いはなくし、書類は窓口から受けとると言うことなら、被曝のリスクはかなり低くなりますね。

15:03　中出みち代　はーい。そうしましょう。疲れてしまいます。休んでくださーい。マニュアルもありがとうございました。

15:05　yuko　ありがとうございます。休んでください。

15:06　中出みち代　確定で4名、トータル25名ですね。PCRしたら退所されるのでしょうか？ごめん、もう休んでください。

15:13　まさむ　いえ、入所時間が未定と言う事で5名の入所は確定です。PCRの結果、どのような経過で退所になるのかの説明はありませんでした。

15:14　中出みち代　了解です。ごめん！寝て。

15:31　まさむ　もう目が覚めちゃいましたよ。ちなみにマニュアルは新たに加わる方へのオリエンテーションをイメージして作成しました。結構カラフルになりましたので、明日、高城さんに協会でカラー印刷して届けて頂くことをお願いしました。申し訳ないですがファイルを差し替えて頂けますか？

15:33　中出みち代　了解です。今日、面接をしているので、4月下旬から3人体制で勤務となるようです。ありがとうございました。

17:49　よしみ　PCRの手順は○○先生が作

成されてドライブに入っています。動画は県庁のパソコンにあります。本日は5名でした。次は木曜日の予定です。私達はレッドゾーンのドアの開け閉めが担当です。

18:47　中出みち代　お疲れ様でした。

18:48　中出みち代　明日の入所予定は何名ですか？

18:49　永田厚子　四人です。

18:50　永田厚子　明日はPCRの予定はありません。

18:52　中出みち代　ありがとうございました。明日は、協力者の方が一名、日勤に入られます。塩村さん、上野谷さん、○○さんを宜しく！

18:54　れいこ　わかりました。

18:54　yuko　1名になったのですね。協力者ありがたいです。

LINEでの情報共有は限界？
直接ミーティングを提案
2020/04/21（火）

19:14　まさむ　おはようございますって、また夕方か。夢でみたので一つ提案なんですが、現場を体験したスタッフが集まり、現状の業務や課題などを共有するため、短時間でいいので、協会で直接話し合う機会が必要ではないかと思うのですが、いかがでしょうか？余計なお世話ならお許し下さいまし。

19:21　中出みち代　本当にそうしたいですね。明日から、もう協力者が入られ

ますものね。明日、早めに青空ハウスへ向かう予定ですが、最大数が集まるのは何時でしょうか。通常の勤務の状況が解る塩村さんに調整してもらいましょうか？

19:22　中出みち代　ホテルでは駄目ですか？

19:26　中出みち代　駐車場が問題ですね。やはり看護協会か！

19:27　中出みち代　明日の13時ですと、何名集まれますか？体験者！

19:27　中出みち代　このLINEで教えて下さい！

19:29　柏木栄子　明日、出勤します。

19:32　まさむ　反応早いっすね。私は言い出しっぺなのでいつでも大丈夫です、皆さんの都合に合わせます。

19:38　yuko　明日、中出さんのタブレットでもノートパソコンでもいいので、Microsoft teams に繋げてもらえませんか？ミーティング参加でなくても、繋がっていると安心です。牧さんが持ってきて貰えたらセットしますと言っていました。

19:43　中出みち代　了解です。

19:43　yuko　嬉しい。

19:44　yuko　タブレットはWi-Fiがないから駄目ですね。

19:47　中出みち代　明日、牧さんに習って自宅で入れましょうか？

19:48　中出 みち代　明日のカンファレンス、成立しませんか？

20:21　中出みち代　どうも成立しませんね。平前さん、LINE カンファレンスにし

ましょうか？

20:41　まさむ　もちろん皆さんの判断におまかせします。ただ個人的には慣れないせいもあって、ラインでは断片的な情報共有のように感じたので提案した次第です。明日からも頑張りましょう!!

20:46　yuko　LINEでの情報共有には限界ありますね。文字では思いが伝わらないし。今ニュースで○○病院でクラスター発生です。

20:50　中出みち代　本当のみきり発車でしたものね。とにかく、安全第一で頑張りましょう。

自動ドア問題がようやく解決

2020/04/22（水）

11:38　れいこ　帰りました…。本日4人の予定です。

11:39　中出みち代　お疲れ様でした。私もランチの後、金沢に向かう予定です。

11:40　れいこ　人数が増えるとゴミも増え、弁当搬送と配膳に工夫が必要になりました。

11:41　れいこ　4階に配膳用の金属棚を買って頂き、今朝は26個配膳できました。

11:43　中出みち代　ありがとうございました。

11:43　れいこ　それと、部屋を10時までに空ける努力はしました…が、鍵を○○さんに渡さずに置いてきてしまいました。掃除を明日にでもお願いし

11:44 れいこ　今日はその他の部屋を使用して下さい…、すいません。

11:44 中出みち代　了解致しました。

11:53 中出みち代　8時30分頃、看護協会長からテレビ会議で挨拶がありましたか？

12:09 yuko　ありません。

12:10 yuko　今日は3点について話し合いました。

12:12 yuko　1.割り箸について。配膳も手間がかかるしゴミも増えるのでマイ箸にしたい➡了承。準備していく。

12:35 yuko　2.ラテックス手袋。アレルギーの方がいると危険なので、変更した方が良い➡手袋は配布しない。

12:37 yuko　3.入所者受け入れ時のドアについて、自動ドアとしてレッドゾーンに入らないようにしたい➡了承。本日試行しましょう➡ところが自動ドアのスイッチが入らず、現在困っています。

12:38 中出みち代　ありがとうございます！

12:59 永田厚子　ラテックス手袋の提案、有り難うございます。

15:15 yuko　お知らせです。お掃除はバスマットのみ交換します。タオルは持参してください。

15:16 れいこ　すいません…、一枚使いました。

15:31 yuko　ルームキーは、事務リーダー○○さんに渡してください。直接ホテル職員に渡さないようにしてくだ

17:23 shimoko　承知しました。ありがとうございます。

05:50 中出みち代　自動ドアの課題、解決しました。看護師はレッドゾーンに入らなくて良いです！

05:51 中出みち代　基本方針、レッドゾーンは最小限に！

宿泊部屋を替える相談

2020/04/23（木）

03:05 中出みち代　当直者は、ダブルのお部屋を2室お借りして、ベッドをひとつずつ使って、2日に1回のお掃除をお願いすると言うように変更したいと考えます。如何でしょうか？お掃除とシーツ交換とバスマットだけ2枚をお願いしようと思いますが。

05:04 れいこ　この勤務が始まって、心休まる時が減って来ています。清掃上の問題はあるかと思いますが、2人での使用はお互いに気遣いもしなければなりません。そうでなくとも眠れません。どうか一部屋で調整して下さい。

05:06 中出みち代　勿論、一人一部屋です。

05:07 れいこ　意味の取り違いでしたか。すいませんでした。

05:08 れいこ　了解しました。

05:09 中出みち代　交互にツインベッドを使うと言う意味です。良い？

05:11 れいこ　はい。

05:11 中出みち代　ありがとうございます。

07:43　飯田絹子　シーツとバスマットを換えて頂けるということ、ありがとうございます。前回当直時は身体全体をおおって寝るために、すっぽりおおえる包布型のシーツを持っていったのですが、本日は不要なのですね。

07:45　飯田絹子　ツイン部屋なので、使用したベッドが分かるように布団を足元まであけておこうと思います。

07:52　中出みち代　その様に思っています。使用したベッドをオープンベッドに。

マニュアル、日誌の修正やミーティング議事録の共有

2020/04/23（木）

05:53　中出みち代　動きながら仕事をしていると、ルールを忘れることがあるので、よく動く場所に確認ができるように、マニュアルをペタペタと貼りました。勿論、了解を得て。

06:28　shimoko　いろいろありがとうございます。了解致しました。

07:38　飯田絹子　今夕から当直ですが、マニュアルが貼られているとありがたいです。刻々マニュアルは変更・改善されていきますので、最新の方法を確認しながら業務にあたりたいと思います。

07:52　中出みち代　上野谷さん、看護管理日誌、私が想定したのと全く違っていることが分かりました。縦軸を時間として、特記が書ける様に下3分の2部分の大幅改訂をお願いできま

せんか？急ぎません。時間の取れる時で。

07:57　yuko　はい。パソコンに入っていますか？

08:17　yuko　USBの中ですね

09:52　中出みち代　はーい。看護協会にもあります。青空ハウスだと、奥のパソコンの右上にあります。

09:55　yuko　はい。

2020/04/24（金）

10:18　yuko　[写真]

10:19　yuko　議事録をアップしました。皆様も読んでサインしてください。

10:21　中出みち代　お疲れ様でした。昨日も議事録読ませて頂きました。書記嬉しいですね。ありがとうございました。

10:25　れいこ　ミーティングの議事録は毎回残すと言うこと？

10:27　柏木栄子　はい。

10:27　れいこ　はい、ありがとうございます。

15:38　yuko　[看護管理日誌の写真]

15:40　yuko　管理日誌修正しました。ご意見ください

15:42　中出みち代　ありがとうございました。年代別も不要かも。それも削除で良いと思います。皆さんのご意見もお願いします。

15:44　中出みち代　やはりこのままで良いです！

15:44　yuko　今日男女別と年齢別をカウントしました。後は毎日の入退所人数

を入れたら良いかと。

15:45　中出みち代　ありがとうございました。

ゴミ出しについての相談

2020/04/24（金）

11:31　まさむ　只今帰宅しました。入所者受け入れとレッドゾーンのゴミ出しに関するマニュアルを一部修正しました。本部長の承諾も得ました。お陰様で受け入れでは、看護スタッフがレッドゾーンに入ることはなくなりました。唯一、ゴミ出しは被曝の危険性がかなり高いと思います。手袋やマスクの二重装着が必要かと思います。マニュアルには記載していませんが、どうぞ配慮下さい。

11:34　中出みち代　お疲れ様でした。修正ありがとうございました。ハザードボックス、ギューと押したのですが、弱かったと業者から連絡がありました。体重をかけたのですが。木槌を準備して下さる方向です。病院でも木槌を使っているそうです。

11:57　柏木栄子　木槌は買っていただきました。

11:58　中出みち代　良かったです。

12:10　MARIKO　平前さんのおっしゃるとおり、私も22日の夜勤で、ゴミ回収の被曝の危険性の高さは予想以上だと感じました。
数個の弁当空箱やカップ麺のカップなどが、ビニール袋に入れられずに、むき出しのまま出されていました。今後、しばらくの間、配膳後の一斉放送の際に、「ゴミはビニール袋に密封して出す」ことをお願いしてはいかがでしょうか？

12:15　中出みち代　OK! 北川さん、上野谷さん、放送よろしくお願いします！

14:52　れいこ　サイズ的に適切なナイロン袋は、患者さんに配布されていましたか。

15:11　飯田絹子　30Lのナイロン袋がワンセット、入所セットの中に入っていました。

15:14　れいこ　大きいですね。

15:16　飯田絹子　他に入っているかもしれないけど、わからないです。

15:16　れいこ　この前、これに弁当箱を入れて出した方のところに他の方が入れて、満杯になっていました。

15:16　れいこ　ありがとうございます…。夜勤なので確認します。

15:18　中出みち代　大き過ぎて使いにくいのかもしれませんね。提案して下さい。お願いします。

15:28　れいこ　了解です。

15:29　中出みち代　お疲れ様です。頑張って。

15:39　yuko　お弁当のおかずを小袋に入れて配膳します。その袋に入れて下膳して貰う事にしました。

15:42　yuko　配膳場所の都合で、ご飯とお茶は別に配膳します。

駐車場が変更になる？

2020/04/24（金）

19:42	飯田絹子　明日はまだ東横インの駐車場。レッドゾーンに入らないように、一番奥の立体駐車場。
19:43	たきあつ　奥は３番ですか？
19:43	飯田絹子　駐車場入口で一旦停めて、ナースセンターでカードを貰ってはいるの。一番奥は２番。
19:44	飯田絹子　他はバーでは入れれなくしてある。
19:45	飯田絹子　私はきっと８時くらいに到着するので、良ければそこで。
19:48	中出みち代　カードキーと一緒に、立体駐車場の停め方のマニュアルを作ってあります。それを持ってマニュアルの通りにして下さい。安全に入れます。
19:48	飯田絹子　ありがとうございます。
19:49	中出みち代　そのカードキーは帰りまで自己管理です。ナースセンターに戻すと、重複使用となり、難しいことが起こります。帰りに戻して下さい。
20:01	MARIKO　すみません。駐車場が○○に変わる予定があるのでしょうが？
20:25	飯田絹子　検査場所などの関係で場所が変わるらしいです。そのための手続き中らしいです。新たな場所は、あまり詳しく知らないけど、○○○ってありますか？その地下だったか……、不確かです。
20:32	MARIKO　飯田さん、情報提供ありがとうございます。明日の夜勤は今まで通りにホテルの駐車場に入ります。
20:35	飯田絹子　氏名、住所、車のナンバーなどの情報がいるらしく、谷内さんが手続きのための書類を作成されていました。場所が変わるのは、まだ何日か後ですね、きっと。
20:36	中出みち代　良かった。やっと覚えたのに。
20:38	飯田絹子　ほんとです。
21:05	永田厚子　当直の永田です　本日のミーティングで○○○地下駐車場への変更予定との話があり、現在手続き中です。なのでしばらくは東横インのままです。

協会長から花をいただく

2020/04/25（土）

08:34	yuko　おはようございます。お花の残りは、お花がかわいそうなので、今日の入所者９名におあげしたらどうでしょう？お手数おかけしますが。
08:38	中出みち代　そうですね。花に罪はない。協会長にフィードバックが必要ですね。上野谷さん、明日、私も日勤なので対処しましょうか！
08:42	yuko　ごめんなさい。私は明日お休みです。男性26名、女性12名が関係していますね。
08:44	中出みち代　勤務変更ですか？明日の日勤はどなたですか？そうですね。

お花を愛でる心のゆとりもないのかも！

08:46 yuko　明日は日曜日ですよ。中出さんも月曜日の日勤だと思います。

08:51 中出みち代　本当でした。今日は土曜日だった。では、北川さんと山下さんに負担をお掛けしますが、宜しくお願いします。かなり頭がおかしいね！私。勤務変更などないですよね。ごめんなさい。

09:10 MARIKO　お花とは!? LINEのディスカッションでは、何のお役目か読み取れませんが、日勤さんから申し受けます。

09:16 中出みち代　昨日、協会長が患者さんの安寧を願って、花を青空ハウスへ持って行かれたそうです。その花のことです。

09:28 MARIKO　なるほど…、情報ありがとうございます：山下

20:38 飯田絹子　夕飯の時点まで配膳台に置かれたままになっていたお花については、廃棄しました。

21:16 yuko　はい。それで良いと思います。因みに何個破棄しましたか？

21:48 yuko　お花も汚染していると思います。余計な事を言ってごめんなさい。ゴミ増えただけ。

22:12 飯田絹子　日中は残っていた一つだけ。当直明けの方が朝方に廃棄されていました。

22:14 yuko　お疲れ様です。ありがとう。

ゴミ回収と配膳は専門業者が担当することに

2020/04/26（日）

16:19 中出みち代　朗報です。明日から、皆さんにご苦労をお掛けしていたゴミの回収を担う方がスタッフに加わるそうです。先程、協会長から連絡が入りました。
塩村さんにも連絡をしたそうですが、繋がらなかったので、高城さん宜しくお伝え下さい。明日、朝早くに来られるかもしれないそうです。丁寧にご指導ください。レッドゾーンでの役割を担って下さいます。感染を防止する方法をお伝え下さい。
患者さんの増加により、看護師は健康管理に専念できる体制です。それでも、日々テレビが報じている様に、ダイレクトにホテルへ入るのではなく、石川県では病院へ一旦入院して頂いて、安定期になったらホテルという方法を貫くそうです。頑張りましょう。

2020/04/27（月）

16:19 中出みち代　今日から、大きな変化がありました。ゴミ回収だけでなく、配膳も消毒関連業者さんが完璧な感染防御体制で全て実施することになりました。よって、看護師は非常時以外、レッドゾーンに入ることが無くなりました。その分、健康管理に責任を持って行っていきましょう。

ホテルの使い方についてお願いです。お掃除をして頂くのが当たり前という姿勢では、お掃除の方のやる気を失ってしまいます。バスタオルやタオルはご持参下さい。また、入浴後の片付けは、良識の範囲でちょっと髪をひろってゴミ箱に入れて置くとか、周囲の水を拭き取っておくとか、宜しくお願いします。最も重要なことは、お部屋の鍵を10時までに所定の場所に戻すことです。鍵が戻っていなくて、お掃除ができなかったということが今日発生しました。今日の当直者がお部屋に入ったら、酷い状況だった様です。県のせいでも、ホテルのせいでもありません。折角配慮を頂いているのに、こちらも約束を守り、もう少し綺麗に使う心遣いをしましょう。

21:41 柏木栄子 お疲れ様でした。

自衛隊による患者搬送

2020/04/27 （月）

21:42 中出みち代 自衛隊の皆さんによる搬送も、完璧な感染対策のもとでの対応で、安心の限りでした。書類の受け渡しも確実な無菌状態で行えて安心でした。業者さんも自衛隊も素晴らしいと感動しました。看護も人に感動を与えることができる様に頑張りましょう。看護に凄い配慮を頂いています。何とかマイナス発言は慎んで、爽やかに共に協働できたら

と願います。

21:45 柏木栄子 情報ありがとうございます。

2020/04/28 （火）

08:28 れいこ 自衛隊さん、来て下さりありがとうございます。

LINE グループでの
コミュニケーションが円滑に進む

2020/04/29 （水）

07:24 中出みち代 おはようございます！今日から駐車場が変更になります。詳細は、塩村さんから電話連絡が入ります。宜しくご承知下さい。どこかのホテルの駐車場となり、そこは立体駐車場ではなく、カードを自己管理して入庫する方式なので、今までよりは楽です。ちょっと歩く必要がありそうですが。

07:34 shimoko ありがとうございます。塩村さんからの連絡を待ちます。

07:58 中出みち代 日勤のリーダーにお願いです。入所者数、退所者数、PCR検査数の報告を一日1回お願いします。このLINEで。

08:31 れいこ おはようございます。

08:32 中出みち代 当直お疲れ様でした。

08:35 れいこ 報告は、退所が夜勤になってからもありますし、夜勤が報告します。入所は9人、退所10人、PCR17人でした。

08:36 中出みち代 なる程！ありがとうご

ざいました！

08:54　MARIKO　本日当直です。駐車場について塩村理事からのご連絡を待ちます。29日の入退所者数とPCR件数は、当直者からご報告します。

08:55　れいこ　本日PCRはありません。

08:56　中出みち代　よろしくお願い申し上げます。

08:56　れいこ　お部屋の割り振り板書してあります。

08:59　MARIKO　上さん、お部屋割り振りの板書、ご配慮ありがとうございます。安心して当直に向かえます。お疲れさまでした。

09:11　たきあつ　明後日当直ですが、流れはいかがでしょうか？

09:16　れいこ　山下さん、平前さんは、地下駐車場のカードを配布出来ていないので、本日は東横に来て下さい、

09:33　れいこ　変更です。山下さん、平前さん、カードは塩村さんが持っているので、協会に取りに行ってください。

09:34　れいこ　塩村さんからも電話があります。

10:23　MARIKO　今、塩村理事と連絡が取れました。昼頃に協会に向かいます。

10:30　中出みち代　山下さんにお願いです。協会で塩村さんに会われたら、5月の勤務表を写真に撮ってLINEに載せて下さいませんか？

10:31　MARIKO　勤務表のこと、承知しました：山下

10:32　中出みち代　ありがとうございます。

10:32　中出みち代　北川さん、ご家族の勤務、解りましたか？

11:07　よしみ　先日塩村理事にどどけました。遅くなって申しわけございません。

11:13　れいこ　タキさん、明後日の流れは変化しています。当日確認でお願いします。

11:18　中出みち代　了解致しました。ありがとうございます。

12:56　たきあつ　ありがとうございます。

13:10　中出みち代　ありがとうございます。そう思っていたのに、忘れていました。

13:52　yuko　退所者のファイルから、本人に渡す書類が出て来ました。退所が決定したら、必ずファイルを確認して、かえす書類が有れば、ファイルごと県職員に渡してください。

13:53　中出みち代　了解致しました。

13:53　yuko　今回は、県から送ってもらう事になりました。

14:14　れいこ　これはどなたの事ですか。昨日、退所者のファイルを見ましたけれど。

14:16　yuko　全部で3人でしたが、1人は昨日の人でした。決して責めているわけではございません。

14:17　れいこ　夜勤の方でしたか。すいません。

14:18　れいこ　責めるとかでなく、どうしたらよかったのかを教えて下さい。

14:28　yuko　ごめんなさい。上記の通りです。

直前まで5月の勤務表調整でバタバタする

2020/04/26（日）

16:03 yuko ［勤務表の写真］

16:04 yuko 現時点の勤務表です。

16:35 中出みち代 協力員の方同士の勤務を修正しました。勤務表の確認をして下さい。宜しくお願いします。

17:01 shimoko 赤枠が追加になった分で、斜線が減った分と言うことでしょうか。

17:06 中出みち代 そうです。協力者同士は管理上、困難と感じます。

17:07 MARIKO 4/29の報告です。入所：5名、退所：3名、PCR：0件、17時現在50名。

17:08 中出みち代 実力があるなしではなく、不安だと○○さんでさえ仰っていました。

17:08 shimoko 色々お手数をおかけいたします。承知しました。

17:11 MARIKO 明日4/30の予定です。入所決定者：5名、PCR陽性ならば入所する方：2名、PCR：24件！

17:14 shimoko 霜です。協会への出勤に変更したいのですが、それは可能でしょうか？

17:15 中出みち代 勿論です。教えて下さいませんか。日にちを。

17:20 shimoko 霜です。15日の協会を11日に変更お願いします。他は、また事業の状況を見て考えます。よろしくお願いします。

17:28 中出みち代 上さん、5月4日の日

勤をやめます。ここが初めてなんですね。

17:29 中出みち代 上さん、夜勤専従の様になっているけど、良いですか？

17:30 れいこ はい。お願いします。

17:31 中出みち代 霜さん、ありがとうございます。

17:31 れいこ 夜勤して1日は協会で研修の調整をしたいと考えております。大丈夫です。

17:32 たきあつ まりこさん、明日日勤になりました。

17:32 中出みち代 上さん、ありがとうございます。

17:33 れいこ はい、よろしくお願いします。

17:49 中出みち代 飯田さん、5月7日と10日の日勤をお願いできませんか？

17:50 中出 みち代 平前さん、5月5日と9日の日勤をお願いできませんか？

17:53 中出みち代 協力員の方との勤務になった方にお願いです。メールアドレスをお聞き下さい。電話ではなくメールで送信したいので、青空ハウスの紙に書いて下さる様にお願いします。

17:53 MARIKO 平前さんに代わってお返事します。予定が分からないので今夜は即答出来ません、とのことです。

17:53 飯田絹子 7日と10日の日勤、良いですよ。その分というのもなんですが、19日の日勤を外して頂ければありがたいです。

17:57 中出みち代 飯田さん、30日の日勤

無しです。19日、どなたか出来る方いませんか?永田さん、28日の日勤大丈夫ですか?柏木さん、30日の日勤大丈夫ですか?

17:59 中出みち代　山下さん、時間があったらで良いのですが、協力者の方がメールアドレスを書く用紙を作って下さいませんか?

18:00 柏木栄子　30日、大丈夫です。

18:01 中出みち代　柏木さん、ありがとうございます。

18:08 MARIKO　メアドをホテルに出勤した方が用紙に記載する、という方法でしょうか?　となると、16日の○○さんの出勤日でようやく出揃うことになります。

18:11 中出みち代　そうですか。遅いですね。でも、5月分は、塩村さんが全部電話されたらしいので、6月の勤務表に間に合えば良いです。

18:12 中出みち代　この方々は、eナースにメルアドありますか?

18:17 MARIKO　協力者がeナースに登録されているか否かは、NCCSでないと確認できません。登録者でもメールを使わない方もいます。

18:18 中出みち代　了解です。やはりお聞き下さい。勝手に転記もダメでしょうしね。

18:19 MARIKO　では、紙ベースでメアド記入表を作って、明日の日勤さんに申し送ります。

18:20 中出みち代　ありがとうございます。

18:38 永田厚子　永田です。28日の日勤大丈夫です。しかし、現在、夜勤専従状態なので日勤には正直不安が有りますが、頑張ります。

18:38 中出みち代　高城さん、ごめんなさい。勤務変更で協力者同士の日勤になっていることを、先程まで知らずに居ました。

18:39 中出みち代　永田さん、ありがとうございます。宜しくお願いします。

19:29 中出みち代　上さん、誠にすみませんが、19日の日勤をお願いできないでしょうか?

19:32 中出みち代　勤務表が、29日になってこんな状況で申し訳ありません。平前さん、勤務中に申し訳ないのですが、夜ご家族にお電話で勤務確認ってできませんか?

19:41 中出みち代　永田さん、もう一つダメな日がありました。24日の日勤をお願いできませんか?度々、すみません!

19:44 れいこ　どなたも居ないのであれば致します。

19:47 yuko　18日の日勤できますので、中出さん19日の日勤できませんか?

19:49 中出みち代　上野谷さん、日勤7回ですけど、良いですか?

19:50 yuko　はい。

19:51 中出みち代　ありがとうございます。上さん、ごめんなさい。やっぱり夜勤専従でお願いします。

19:55 れいこ　はい。

21:07 中出みち代　永田さん、24日も日勤をお願いできませんか?

21:10 中出みち代 山下さん、平前さんは LINE を使っていないと思うのですが、ご家族に確認して、明日の朝でも良いので、教えて下さる様にお願いして下さい。そこの了承が得られれば勤務表完成なのです。もう５月が間近なのに、本当に情けない限りです。

2020/04/30（木）

04:57 よしみ 24日北川が日勤可能です。

05:07 shimoko おはようございます。霜です。５日の日勤出来ます。

05:09 中出みち代 ありがとうございます。平前さん、9日の日勤を確認下さい。

05:14 MARIKO おはようございます。５日と９日の日勤の可否について、昨夜、平前さんから中出さん宛てにメールでお返事されたとのことですが、ご確認いただけましたか？

05:23 中出みち代 自宅のメールも wlb のメールもスマホも確認しましたが、メールはありません。何処へ行ってしまったのでしょう？

05:24 中出みち代 山下さん、皆さん、朝早くから、すみません！！

05:29 MARIKO 平前さんは、たしか５日の日勤は可と仰っていたかと思いますが、後ほど伺ってこの LINE にお知らせします。6時半過ぎまで、しばらくお待ちください！

05:30 中出みち代 宜しくお願いします。

協力者との連絡手段はどうなる？ LINE グループに入れる！？

2020/04/30（木）

06:08 よしみ 中出さんおはようございます。勤務調整大変なことと思います。お疲れ様です。お節介かも知れませんが協力員のかたのメールアドレスをお聞きするようですが、このラインでは人数も多くて、できたら別には無理ですか。余計なことでしたら却下してください。

06:12 中出みち代 協力員の方は、LINE で繋ぐつもりはありません。
勤務表が出来たら、電話で一人ずつお伝えしている様なので、PC メールでお送り出来たらと考えています。グループ LINE に入って頂くつもりはありません。ありがとうございます。

06:25 中出みち代 北川さん、それなら大丈夫ですか？

06:26 よしみ 失礼致しました。申しわけございません。

06:28 中出みち代 言葉が足りず、ご心配をおかけしました。すみません。
山下さん、PC メールアドレスをお聞きして下さいます様、記入表に注意書きをお願いします。

06:31 MARIKO 平前さんは５日は OK です。9日は地域役員のお役目で出勤できないそうです。よろしくお願いします！

06:33 中出みち代 ありがとうございまし

06:38	た。霜さん、5日言って下さって感謝すが……。9日は難しいですか？
06:39	永田厚子　永田への呼び掛けの反応が遅くなりましたが、24日日勤大丈夫です。
06:39	中出みち代　後、一日。どなたか9日の日勤をお願いできませんか!?
06:40	shimoko　わかりました。霜、出来ます。
06:40	shimoko　ご苦労様です。気をつけて、ご出勤下さい。
06:41	中出みち代　永田さん、ありがとうございます。北川さん、優しいご配慮感謝です。24日永田さんにお願いします。
06:42	中出みち代　霜さん、ありがとうございます。助かりました。これで完結です。皆さん感謝です。
06:48	MARIKO　協力者には、添付ファイルの受信可能なメアドを指定するようにお願いします。また、@nr-kr.or.jp がドメイン拒否されないように、合わせてお願いしておきます。
06:49	中出みち代　ありがとうございます。
06:51	よしみ　北川了解です。余りフリーではありませんが、また何かあったら出ます。
06:51	中出みち代　皆さん、ありがとうございました。8月迄は、全ての事業が難しいだろうとの協会長のお考えです。暫く、このような感じが続くと思いますが、体調管理しながら宜しくお願いします。
07:27	永田厚子　24日了解です。北川さん

08:00	有り難うございます。
08:00	中出みち代　[勤務表の写真]
08:04	中出みち代　大変、遅くなりご迷惑をお掛けしました。勤務表のご確認をお願いします。協力員の方も増え、初めての方もいらっしゃいます。宜しくご指導下さい。徐々に協力員の方にシフトできればと考えていますので、よろしくご指導下さい。
08:17	yuko　ありがとうございます。
08:42	shimoko　霜です。確認いたしました。ありがとうございました。
09:06	飯田絹子　調整をありがとうございました。
09:20	れいこ　希望に応えられずにごめんなさい。今のシフトで頑張ります。ありがとうございました。

日勤業務増加で業務内容の見直しを検討する

2020/04/30（木）

| 10:52 | yuko　入所者、退所者、PCR が増え、日勤業務が増えています。退所者も当初 19 時以降でしたが，退所者が増えた為日勤時間に退所しています。そこで業務の見直しをしたいと思いますが、ご意見をいただきたいです。日勤で行っている入所者の状態把握表作成とエクセルへの入力を夜勤業務に変更したいと思いますが、この用紙は翌日の状態把握の時に使うので問題無いかと。協力者からの提案です。 |

10:52 yuko　PCR 結果の個票と状態把握表への記入も夜勤で行っても良いかと思います。ご意見ください。

10:59 中出みち代　夜勤業務で、大きな比重を占めていた、ゴミの回収を業者さんに委譲できました。日勤での対応が増えてきていますので、良い提案だと思います。日勤の終わり頃に入所なさった方も、病院での習性で全て終えたと思いがちですが、切り替えて柔軟に対応しましょう！勿論、夜勤も途中業務として残っても、勇気を持って引き継いでいける様にしましょう。

13:11 まさむ　只今帰宅しました。里山海道空いてますね。やっぱりコロナの影響ですね。ところで、私の連絡が遅れたために、皆さんにご迷惑をかけたようで、すみません。メールしたのですが届かなかったみたい。これもコロナのせいかも!?患者状態が急変した際の対応マニュアルを試作してきました。協会長の助言もあり、ようやく素案が完成、先ほど本部長に提案し指導を依頼してきたところです。私たちにとって最も気がかりなところかと思いますので、皆さんとコンセンサスを得ながら、実用化できればと思います。よろしくお願いします。

13:15 yuko　まさむさん、いつもマニュアル作成＆修正ありがとうございます。

13:19 飯田絹子　お疲れ様です。マニュアル試作、ありがとうございました。

特に夜勤では急変時の対応が心配でした。直接の接触は最小限になるとは思いますが、その点の共通認識が必要かと思いましたので。

13:22 中出みち代　マニュアルの作成、ありがとうございました。夜勤の業務内容が変更になって、どうでしたか？上野谷さんの提案は如何ですか？

13:32 まさむ　感染性廃棄物の処理については、心身共にストレスがなくなり、スタッフのことを大切に考えた、とても素敵な改善策だと思います。さすがです。上野谷さんの提案についても特に異論はありません。

15:16 MARIKO　中出さま　勤務表を確認しました。ありがとうございました。返信が遅くなってごめんなさい。

19:14 yuko　皆さまこんばんは。朝の提案に異論は無いという事でよろしいでしょうか？

19:15 yuko　明日のミーティングで提案させていただきます。ご意見があればこの LINE にお願いします．

19:28 中出みち代　どうぞ、宜しくお願いします。

19:39 yuko たきさん，朝の提案はよろしいでしょうか？

20:46 yuko　お疲れ様です。高城さんから、今日の夜勤者さんが既に朝の提案の方法を実践しているとの情報がありました。

20:49 shimoko　お疲れ様です。その提案ですが、もう少し様子を見ても良い様にも思います。PCR の実施時間や

入院時間も固定ではないかもしれませんね。全部夜勤では対応できない場合もある様に思います。出来るところまでやって、残りは引き継ぐ形ではどうでしょうか

20:50　yuko　今日のPCRの件数多かったそうですね。

20:50　shimoko　遅い時間の入院の場合は当然、日勤での処理は無理だと思いますので、夜勤に引き継げばいいと思いますが、いかがでしょうか？最大7名全部のカルテが未処理では、夜勤は無理がないでしょうか？

20:55　yuko　そうですね。7人より多い日も今後増えていきそうにも感じますね。

20:57　yuko　PCRの結果は、基本夜勤というのはどうですか？

20:59　shimoko　PCRの結果の記載とは、記録の事でしょうか。

21:04　yuko　個票と状態記入表への結果記入です。結果のボードへの記入も時間もバラバラかも。

21:12　shimoko　患者さんの状態確認には必要な情報なので、どこかで記載する必要があるとは思います。今夜は、16人分のPCRの両方の記録をしました。2人で読み合わせながらやれば、不可能ではないと思いますが。日勤の入退院やPCRの件数にもよりますね。

21:16　yuko　では入所、退所者への対応は、状況によっては協力し、PCRの結果は基本、夜勤というのでどうでしょ

うか？

21:21　中出みち代　とにかく、それぞれが協力して勤務時間が守れる様になればと思います。長い間の習慣で仕事を残さないという呪縛がありますが、上手にバトンタッチできればと思っています。

21:24　中出みち代　先日の入所者数は9名でした。規定はない様子です。今日は7名でしたか？退所者数は？

21:24　yuko　PCRの結果記入は抜ける事があるので気になったのです。状態記入表に記入してあるとわかりやすいので。

21:38　中出みち代　上野谷さん、看護の引き継ぎの問題なので、ミーティングへの提案は不要と考え直しました。看護師同士のことなので、ミーティングの議題ではないですね。チームに影響のないことですから。

21:38　yuko　私もそう思います。

21:39　yuko　色々難しいですね。

21:40　yuko　あまり気にしない事にします。

21:42　yuko　抜けるのは退所者のエクセルシートの色付けですが、これも気にしないようにします。

21:44　中出みち代　とにかく、一生懸命やって業務が残ったら、その時点で引き継ぐということですね。長年の呪縛からの解放です。そんな改善ができたら、勤務環境改善支援担当としては本望です。

21:45　shimoko　記録も出来るだけ、みん

なで気にするようにしないといけないですね。抜けてたら、また声をかけて下さい。

21:47 中出みち代　患者名の間違いも不要な時間を要したりします。みんなで努力して確実な仕事を目指しましょう！

21:48 shimoko　すみません。遅くなりました。今日は入院6名、退院無しで、56名です。

21:51 shimoko　明日は入院最大7名、PCR16名の予定です。

21:51 中出みち代　ありがとうございました。お疲れ様でした。

厚労省が観察指標を公表する

2020/04/30（木）

15:57 中出みち代　[厚労省の観察の視点の新聞記事の写真]

16:01 中出みち代　平前さん、皆さま、厚労省が観察指標を公表しました。私達の青空ハウスでは、患者様にパルスオキシメーターを全員に渡しています。「SpO2 93以下」の指標なども盛り込んで頂いたでしょうか？まだ、青空ハウスへ行っていないので、確認です。

16:22 まさむ　具体的な状態は記載していませんが、肺血栓症の危険性を想定し作成してみました。本部長ともその想定で検討したつもりです。アンビュバックなどの設置についても提案しましたが、感染の場合、特殊

バックが必要との事で、コロナ患者に対する蘇生フローの提供がありましたので、ファイルに加えてあります。中出さんの次の勤務はいつでしょうか。よろしければ内容を確認頂き、必要物品などのご指示を頂ければありがたいです。現行ではトランシーバーを使用することになっていますが、看護スタッフが2名レッドゾーンに入ることも考え、本部の携帯電話の使用にしましたが、本部長との詰めが出来なかったため、最終的な助言まで確認できていません。すみませんが、そのあたりの手配も必要ならお願いできれば嬉しいです。

16:29 中出みち代　なる程、その想定までに及んで下さっているのですね。明後日に確認させていただきます。本部長のいらっしゃるうちに。ありがとうございました。たまたま、今日の新聞に載っていましたので。私達のために、鏡が置かれましたが、患者さんにも鏡でご自分の顔を見て下さる様に推進すればと思いました。

16:55 まさむ　鏡はありましたが、うつる自分の顔は見ていません‼理由は説明不要でしょう。ところで、今朝、会長が青空ハウスのスタッフのためにと二つの置物（って言えば良いのかしら？）を届けてくれました。出勤したらみんなで拝みましょう‼

16:59 中出みち代　はーい。楽しみに出掛けまーす。拝むのね！

17:04 まさむ　そうです。心穏やかに拝む

のです。邪心があると食い殺されか
も。

ホテル２階が利用できるようになる

2020/04/30（木）

17:31	中出みち代　[庭の花の写真]
17:32	中出みち代　庭の花々が咲き誇っています。
17:43	柏木栄子　いいですね、色とりどりですてきです。
17:46	yuko　藤が花盛り、ノトキリシマも見事な赤、素敵なお庭。
17:47	yuko　癒しをありがとうございます。
19:10	中出みち代　飯田さん、霜さん、お疲れ様です。皆さん、朗報です。協会長から連絡があり、ホテル２階を順番に使って良いとの事です。災害支援と心得て、これまで窮屈な思いをお掛けしましたが、県とホテルから、看護師さんは伸び伸びと身体を休めて下さいとのことです。それでも、良識の範囲でタオル等の持参は継続するのが良いのではないかと思います。各部屋を順次使った方がホテルとしても良いとの事です。どうぞ宜しくお願いします。
19:46	中出みち代　ホテルの使い方は、看護管理日誌に記載してある様に使いましょう。感謝しながら。
19:48	yuko　はい。感謝しながら。
19:50	yuko　こんばんわ。ホテルの部屋の件ですが、夜勤の部屋は今まで通り

として、日勤のシャワーの部屋を順番に使い、使った部屋を一覧表に日付を記入する事に決めて、タオルの持参も今まで通りでお願いします。

初めてとなるチーム全体
ミーティングの実施が決まる

2020/05/01（金）

14:43	中出みち代　先程、看護協会長よりチーム「ハッピーエンジェル」のミーティングを行う旨、連絡がありました。 5月7日木曜日14時〜15時 勤務の方もいらっしゃいますが、ご参集下さい。宜しくお願いします。
16:08	永田厚子　看護協会です！
16:22	永田厚子　[話す猫の動画]
16:22	永田厚子　笑って免疫力を上げましょう!!
16:27	柏木栄子　おしゃべりと口の動きが合ってますね。7日、看護協会了解です。
17:39	中出みち代　どうやって撮影しているんでしょうね。

2020/05/02（土）

10:43	中出みち代　青空ハウスの看護専用電話を頂きました。今後は、こちらにご連絡ください。
10:44	永田厚子　了解しました。
10:45	柏木栄子　了解しました。
10:49	shimoko　承知致しました。
11:23	よしみ　分かりました。

11:25	飯田絹子　承知しました。
11:26	MARIKO　承知しました。
11:27	まさむ　7日のミーティングの件も含め了解。
11:28	れいこ　了解しました。
16:52	たきあつ　夜勤者も行くのですね。了解です。
18:44	yuko　専用電話の件、了解です。7日は予定が入っており遅刻します。申し訳ありません。
19:15	中出みち代　今、ようやくほっと一息です。昨日の勤務の方の比ではないですが。
21:03	たきあつ　お疲れ様です。
21:30	中出みち代　明日は入所者退所者なし。4階の11名が午後から5階に引っ越し。現在患者数49名。入所3退所2。
21:49	柏木栄子　お疲れ様です。

協力者が増えて、各自の勤務負担が軽減される

2020/05/03（日）

06:48	中出みち代 おはようございます。協力員が4名増えます。勤務変更を下記の通りお願いします。柏木さん、27日日勤なし。上野谷さん、8日日勤なし。霜さん、13日夜勤・25日日勤なし。髙城さん、16日夜勤なし。山下さん、22日夜勤なし。以上です。宜しくご承知下さい。
06:49	yuko　おはようございます。ありがとうございます。

06:51	柏木栄子　おはようございます。承知しました。
07:15	shimoko　ご苦労様です。ありがとうございます。
07:26	たきあつ　お疲れ様です。了解しました。
07:28	MARIKO　山下です。　勤務変更、承知しました。ありがとうございました。
17:01	よしみ　お疲れ様です。今後タオル、バスタオルもホテルのものを使って欲しいとのホテルからの申し出がありました。
20:31	永田厚子　看護師さんにはできるだけ身軽に来ていただきたいとのことです。
20:31	中出みち代　了解です。ありがとうございます。

2020/05/04（月）

08:53	永田厚子　[掲示板の写真]
08:54	永田厚子　勤務の入所時間と退所時間を記入してください！
08:56	柏木栄子　おはようございます、了解しました。
08:57	中出みち代　はーい！
08:59	中出みち代　とにかく、超過勤務にならない様に、次の勤務に引き継いで下さい。古い慣習は捨てて。
21:05	飯田絹子　5月4日は入所2名、退所0名で、現在の入所者数は51名です。明日5日の入所予定は1名のみで、退所の可能性は本日検査済みのリー

チ結果を待つ MAX19 名です。

21:13 中出みち代　お疲れ様です。

大きな混乱のない日々が続く

2020/05/05（火）

17:29 よしみ　本日は退所可能な17名中の16名が帰られます。明日のこりの一名が帰られます。あすはPCRは休みです。本日は20名検査しました。本日の在所者は36名です。

17:30 よしみ　明日の入所者予定はゼロです。

17:30 柏木栄子　ありがとうございます。お疲れ様です。

17:33 中出みち代　了解致しました。お疲れ様です。

19:00 まさむ　北川さん、二点お願いです。一点目は、青空ハウス専用の携帯電話が配備されたことを申し送るのをわすれました。先ほど専用の携帯に電話したのは、その連絡でした。二点目は、私の退所時間の記載を忘れました。17時で記載頂けませんか。よろしくお願いします。

19:02 中出みち代　携帯が配備された日の翌3日は北川さんの日勤でしたので大丈夫と思います。お疲れ様でした。協力者の指導もありがとうございました。

19:19 よしみ　了解です。北川。

19:22 まさむ　そうでしたか。なら心配いらんですね。ラインでも情報提供ありましたもんね。最近忘れぽくっ

て!!ジジイだわ。

2020/05/06（水）

08:07 shimoko　おはようございます。新聞に大きく記事が掲載されていますね。素敵なニュースです。ありがとうございました。

08:09 shimoko　中出さんは日勤、夜勤後の過酷なインタビューだったのでしょうか？心よりありがとうございました。

08:10 中出みち代　ありがとうございます。皆の気持ちや苦悩を伝えたましたが、うまく纏められています。

08:31 shimoko　[記事写真]

08:32 MARIKO　拝読しました。お疲れのところ、取材に対応してくださった中出さん・○○さん、記事をLINEにアップしてくださった霜さん、ありがとうございました。

08:32 shimoko　今日から、ホテル療養中は黄色で色付けされています。

08:35 shimoko　毎日、グラフのブルーが増えていくことを楽しみにしてました。黄色も加わり、私達のモチベーションに繋がれば良いですね。

08:38 中出みち代　昨日までに91名入所され、55名が退所されました。石川県の感染者の凡そ40%がホテルで対応している計算になります。本当にお疲れ様です。

21:39 れいこ　こんばんは。

21:43 れいこ　本日入所0名、退所者1名でした。35名です。明日は、入所者

2名、PCR23名の予定です。

2020/05/07（木）

06:01　中出みち代　おはようございます。お疲れ様でした。

06:03　れいこ　おはようございます。

12:17　yuko　おはようございます。今日看護協会ナースセンターにご出勤の皆様へのお願いです。上野谷は少し遅刻します。申し訳ありませんが、カバンを置いていくので、ナースセンターの鍵は事務所の定位置に置いてください。よろしくお願いします。

12:40　中出みち代　了解です。

12:41　yuko　ありがとうございます。

13:03　れいこ　本日、上は夜勤明けですので、お休み致します…。よろしくお願い致します。

13:09　中出みち代　上さん、了解です。

16:13　飯田絹子　お疲れさまです。5月7日は入所2名、退所0名、現在は計37名です。本日のPCR23名、全員が明日退所の可能性があります。明日の入所は0名です。明日のPCRは14名予定です。

16:42　中出みち代　ありがとうございます。お疲れ様でした。

16:42　れいこ　中出さん、了解です。

16:43　中出みち代　飯田さん、上さん、当直変更もありがとうございました。

担当業務の認識のズレを報告する

2020/05/05（火）

18:51　飯田絹子　今日の日勤で気になったことです。入所受け入れについてですが、情報提供資料を受け取った際に、その職員の方に「机の上の封筒をとって道なりに進んでエレベーターにのって部屋に入って頂くように入所者に伝えて下さい」と依頼したところ、はっきりと「こちらでは一切説明をしません。そちらでお願いします」と答えられました。

18:54　飯田絹子　自衛隊からの申し送り内容がどうなのか、また、県の職員が予め伝えることが徹底されていないのか、原因はわかりませんが、再調整と共通認識が必要なように思います。

19:15　たきあつ　事務では運転手の方に頼んでないようです。

19:15　たきあつ　中出さん、明日来られますか？

19:16　たきあつ　メールの未記入もありますが、一度入力した方が良いですか。

19:22　中出みち代　お疲れ様でした。明日青空ハウスに行きますので、徹底する様にお願いします。メールアドレスを一覧表にしてくださると助かります。協力員の方のことですよね。

20:06　たきあつ　原本はどこにありましたっけ。

20:09　中出みち代　原本はないので、エクセルシートで新規に作って下さいませんか。エクセルシートにあれば、コピペができますので。

全体ミーティングの議事録を共有する

2020/05/07（木）

20:38　中出みち代　［ハッピーエンジェル第1回ミーティング議事録］（文面は139ページ参照）

20:40　中出みち代　議事録を送ります。出席できなかった方に概略が解ればと思います。

20:41　れいこ　ありがとうございたした。

20:43　飯田絹子　ありがとうございました。

20:44　れいこ　急変時やクレーマー的な患者対応などの場所を想定して、デモが出来たらいい。

20:44　中出みち代　なる程！

20:45　shimoko　ありがとうございました。

21:01　shimoko　ご覧になった方も多いと思いますが、本日NHKの放映がありました。

21:04　中出みち代　今日、取材に来られたの？

21:06　shimoko　今日ですかね。今日、会長さんが話されていた、三交代できる人数…みたいな事も含まれていましたね。

21:08　中出みち代　正式なミーティングには、三交代を議論しないでという意向だった様だったけれど？

21:11　shimoko　そうですね。テレビのニュアンスでは看護職の負担を軽くするために人数が欲しいと話されてました。

21:15　中出みち代　そうですね。ありがと

うございました。

入退所者数等、簡単な業務報告が続く

2020/05/08（金）

12:19　shimoko　お疲れ様です。ルームキー忘れの件は、了解いただきました。昨日話していたのと概ね同じ方法です。

12:22　よしみ　ありがとうございます。お役目ご苦労様です。

19:58　中出みち代　本日、19名、入所0、退所18名。明日、入所4名、退所2名の予定。

2020/05/09（土）

21:31　MARIKO　遅い時間にごめんなさい。本日の報告です。入所:4人、退所:3人。明日の予定は入所:3人、退所:0人。

21:31　中出みち代　了解です。お疲れ様です。

22:03　たきあつ　お疲れ様です。

22:04　たきあつ　ルームキーの件、高城はよく分かりません。教えてください。

22:10　MARIKO　ルームキー閉じ込め対応の件は現在検討中です。LINEでは正確に周知しにくいので、各自出勤時に確認するのが適切かと思います。よろしくお願いします！

22:13　中出みち代　マニュアルを作ってガウンテクニックレベル1として貼ってあります。看護管理日誌と合わせて見てください。

22:18 たきあつ　ありがとうございます。

2020/05/10（日）

16:11 飯田絹子　本日入所3名、退所0名、計23名です。明日の入所予定は1名のみ、PCRは19名、うち11名が1回目の陰性確認がとれた方です。

16:14 中出みち代　お疲れ様でした。ありがとうございます。

19:26 飯田絹子　明日11日（月）の退所予定は0です。

19:28 中出みち代　了解致しました。

2020/05/11（月）

09:53 中出みち代　今、協会長よりお電話がありました。青空ハウスにあったら良い物品の希望を先日聞かれたそうですが、順次入荷するそうです。さしあたって今日は、電子レンジが午後に入るとのことです。ご承知下さい。

09:55 中出みち代　携帯電話も県の配慮だと思っていたのですが、協会長からの依頼だったと知りました。

09:56 中出みち代　マッサージチェアも近々入るようです。皆さんの希望だそうです。

09:57 柏木栄子　ありがとうございます。

22:04 まさむ　久しぶりに金沢の夜を満喫しています。今日の患者は24名、入所者1名を含みます。PCR19名、うち1回目の陰性確認がとれた方は11名です。明日の入所予定は6名、退所は最大11名、PCRは5件の予定

です。

2020/05/12（火）

05:35 中出みち代　おはようございます。居室では、Wi-Fiが繋がったのですね。

05:58 まさむ　おはようございます。そうなんです。部屋だと大丈夫でした。今日は日勤ですね、気をつけてご出勤下さい。

05:59 中出みち代　はーい！そろそろ出掛けまーす！

16:49 yuko　今日は5時30分からテレ朝で会長さんが出演します。

19:04 中出みち代　つい先程、帰宅しました。テレビ見れなかったです。

19:19 yuko　［テレビ動画］

19:24 中出みち代　ありがとうございました。疫病退散、願いが叶えばと思います。

19:52 yuko　そうですね。

20:59 中出みち代　上野谷さん、勤務表にないかも知れませんが、明日、○○さんが初めての日勤です。お願いします。

22:09 飯田絹子　お疲れさまです。本日5月12日（火）入所6名、退所8名、現在は22名です。
明日5月13日（水）の予定は入所1名のみ、退所0名です。またPCR10名、うち5名が1回目の陰性確認がとれた方です。水曜日ですが、○○からナースが来て、県の○○医師が立ち会いを実施するそうです。

2020/05/13（水）

05:46 yuko　おはようございます。中出さんわざわざありがとうございます。理事さんから聞いています。青空ハウスも落ち着いてきて、ゆっくりオリエンテーションができそうです。

05:48 中出みち代　宜しくお願いします。

05:50 yuko　はい。支援者が増えてありがたいです。

21:02 れいこ　本日の報告をさせて頂きます。本日の入所者23名、入所1名、退所0名でした。PCR10名、1回目の陰性確認がとれた方5名で明日最大5名退所です。

21:04 れいこ　明日は、1名入所、PCR16名の予定です。

21:05 中出みち代　お疲れ様です。ありがとうございました。

協力者への感謝や勤務シフトの報告等
2020/05/14（木）

06:15 れいこ　おはようございます。夜勤明けの○○さん、本日が最後だそうです。明るく真面目で、そして若い力で支援して頂きました。ありがとうございました。

06:30 中出みち代　感謝をお伝えください。良い人生を歩んで下さいと。

06:44 れいこ　お伝えしました。前向きに頑張りますとの事です。

2020/05/15（金）

06:20 中出みち代　おはようございます。現在21名。本日入所2名、退所リーチ4名、PCR9名です。

06:58 shimoko　連日、お疲れ様です。ありがとうございました。

07:11 柏木栄子　おはようございます、霜さん、昨日のテレビ、お疲れ様でした。

09:12 shimoko　ありがとうございます。

11:26 中出みち代　テレビ、いつものように貼り付けて‼

11:28 yuko　［テレビ動画］

11:34 中出みち代　ありがとうございました。

11:48 中出みち代　就職が決まって5月一杯で辞められる支援者の方々が居られます。皆でメッセージを送ったらどうかとの提案がありました。今日で丸一ヶ月が経ちました。それぞれの思いを綴って共有しましょう。堅い文章でなく、ご自由にとの事です。それぞれ、メモっておいて下さい。

12:11 れいこ　協会に箱を作りましたから、そこに入れて下さい。

12:12 中出みち代　上さん、早速ありがとうございました。

18:57 MARIKO　15日（金）は入所2名、退所3名、入所者数20名。
16日（土）は入所0名、退所最大2名、PCR14件（1回目の陰性確認がとれた方7名）。ご報告でした。

18:59 中出みち代　お疲れ様です。ありがとうございます。

2020/05/16（土）

16:50	中出みち代　当直の方のお部屋は何とかなったでしょうか？
16:55	shimoko　お疲れ様です。大丈夫です。清掃後の鍵も沢山いただきました。
16:55	中出みち代　そうですか！良かったです。お疲れ様です。
17:21	よしみ　お疲れ様です。夜勤の北川です。現在の入所者数は18名です。退所者数は2名でした。本日6階の2名が5階に移られました。明日は入所者の予定はありません。PCRは1回目の陰性確認がとれた方1名の計7名の予定です。中出さん、○○さんが6月7〜13日の週は勤務が出来ないとの事なのでよろしくお願いいたします。
17:34	中出みち代　お疲れ様です。すでに○○さん5日からはお伺いしていました。勤務はありませんとお伝えください。
19:12	よしみ　お伝えしました。
19:13	中出みち代　ありがとうございました。

青空ハウススタートからちょうど1カ月が経過する

2020/05/14（木）

| 20:08 | 中出みち代　青空ハウスで活動を始めてから、今日で丸々1ヶ月ですね。何だか随分と日が経った様にも感じ、まだ1ヶ月かと感じたりと交錯した思いがします。非常事態宣言が解除 |

され、第二波になるのか否か、祈る思いですね。早く収束すれば良いのですが。終息は無く、長い付き合いにはなるのでしょうね。2ヶ月目も頑張りましょう。

20:17	中出みち代　［勤務表の写真］
20:17	中出みち代　［1ヶ月の患者数のグラフ写真］
20:19	中出みち代　6月の勤務表と1ヶ月の患者数の推移です。勤務表は、今日現在のもので、まだ不確定ですが、ご確認下さい。
20:34	shimoko　お疲れ様です。勤務表確認致しました。ありがとうございました。
20:38	中出みち代　北川さん、仮置きですのでご了承下さい。分かり次第、修正します。
20:49	柏木栄子　勤務表確認しました。いつもありがとうございます。
21:00	yuko　勤務表確認しました。患者数推移の分かり易いグラフ（^^）流石です。
23:04	よしみ　北川お手数かけます。

シューズロッカー設置でひと騒動

2020/05/15（金）

| 12:15 | 中出みち代　下足箱、決まりましたか？協会長が即答してくれたので、早く設置出来ればと思います。226号室のナースシューズが増えて、様々な障害が出てきました。2階のエレベーターの前に下足箱を置く事で解 |

消したいと考えました。

2020/05/17（日）

21:23　飯田絹子　5月17日（日）は、入所0名、退所7名、PCR7名、うち1回目の陰性確認がとれた方は2名で、現在は11名です。明日の18日（月）は入所予定0名、退所はMAX2名です。PCRは9名予定です。

21:24　中出みち代　お疲れ様です。ありがとうございました。

21:34　永田厚子　こんばんは、永田です。シューズロッカーの件ですが、会長さんの了解を得て、カタログで扉付のロッカーを選び、購入依頼が理事さん経由で谷内さんまで行きました。ところが、ホテルを借り上げてるのは県なので、必要なものならば県が準備すべきで、県やホテルの了解は得ているのかと聞かれました。中出さんが帰られた後だったので、永田は知らない旨を伝えました。そこで谷内さんが県事務局へ電話したところ、県やホテルは了解していないとのことで、何処に置くのか聞かれていました。更に青空ハウスは一時的なもので、30人分のロッカーは閉所したら廃棄処分することになるため、カラーボックスなど潰せるものにならないかとの提案があり、理事さんがニトリとか見に行くというところまで把握しています。会長さんがどこまで把握されたかもわかりません。事務所で谷内さんが電話した

り、理事さんとも話されていたので聞こえていたかもしれませんが。

21:46　永田厚子　永田は先週二回目の日勤で226に入って正直驚きました。シューズが15足も床に並べられていて、そこで着替えた時、下駄箱付近で着替えている感じがしてとても気持ち悪かったです。棚の上にも忘れ物など沢山のものがあり、一緒に勤務した応援者さんから「だんだんやんちゃになってきましたね」と言われて恥ずかしかったです。沢山の人が使うから個人のものは置かないと聞いていたのですが、いつの間にシューズを置いてもOKになったのでしょうか。あのシューズをどかしながらお掃除をしてもらうのも忍びないです。各自持ち帰ればお部屋のお掃除もしやすいし、ロッカーも不要と思うのですがいかがでしょうか!?

21:47　中出みち代　何だか大掛かりな話になりましたね。ダンボールで作ろうかと言うレベルのシューズボックスで良くて、Amazonで検索していたら、40足入って軽いフタ付きで7000円でありました。そのレベルなら、廃棄しても勿体なくないですし、ホテルや県も問題ないと思うのですが……。塩村理事さんからも金曜日に電話があり、その様に伝えました。その後、どうなったのか?

21:48　永田厚子　その後はわからないですが、アスクルのカタログは4～5万

円×三台でしたよ。

21:52 たきあつ　百円のふたつきのものがあればそれで良くないですか？場所を決めて貰えば自分で準備できます

21:53 中出みち代　明日、日勤なので確認しますね。バスの方も車の方も、毎回靴を持ち運ぶのは不合理だと思います。駐車場も遠くなりましたし。

22:04 永田厚子　宜しくお願いします。

2020/05/18（月）

05:57 よしみ　北川はずっとシューズを持ち帰りしております。開所当初なら考えましたが、今の時点ではどこで何を踏んだか分からない靴よりナースシューズの方が扱いやすいです。アルコールや次亜塩素酸スプレーをして袋を三重パックにして担いでいます。家に帰ってもう一度スプレーをして乾燥しています。持ち帰れないくらいのものは次に足を入れる事さえないのでは？今はレッドゾーンに入る方がどれだけいますか、一度も入らない方もおそらくいるかと。

08:25 yuko　シューズは置いても良いというふうに申し送られました。226はロッカールームだと思っています。きちんと整理して使用するということでいいのではないでしょうか？青空ハウスも落ち着いてきているので。

08:46 yuko　厚意で226に置いてある白衣の予備は、看護協会に持っていった方が良いですね。

08:48 れいこ　あれは、上が持ち帰り処分

08:48 yuko　はい。

09:49 永田厚子　永田です。勤務者が沢山になるので「迷惑になるから靴を置かない」から「置いても良い」に変わった理由がわかれば解決の糸口が見えるのではないですか。私も北川さんと同じく持ち帰って陰干ししています。青空ハウスが落ち着いてきて、レッドゾーンに入る機会が減ったからこそ、持ち帰っても良いかと思いますが、ツインのベッドを交互に使って、タオル類まで持参して頑張ってきた品格は守りたいです。

14:32 中出みち代　［シューズボックスの写真］

14:34 飯田絹子　いい感じになりましたね。

14:36 中出みち代　患者さんが少なかったので、○○さんとシューズボックスを手造りして、226号室がすっきりしました。勿論、県の了解も頂いています。置きたい方、持ち帰りたい方、半々位のご意見でしたので、感染拡大さえなければ自由に使えばよいことにいたします。宜しくお願いします。

14:39 yuko　ありがとうございます。

17:56 永田厚子　夜勤の永田です。青空ハウスからの報告です。18日（月）は入所0名、退所2名、入所者総数9名。19日（火）は入所1名、退所1名、PCR4名（1回目の陰性確認がとれた方0）です。　　駐車場に関する県からの伝達の写メ送ります。

17:56	永田厚子　[駐車場の利用書写真]
18:47	柏木栄子　確認しました。お疲れ様です。
18:49	飯田絹子　ありがとうございました。
19:09	shimoko　お疲れ様です。承知しました。ありがとうございます。
19:32	中出みち代　駐車場の件、了解致しました。だけど、一人でも守れないと看護協会全体の評価が下がりますね。

入退所者数の報告が続く日々

2020/05/19（火）

17:55	れいこ　本日の報告を致します。患者数５名、PCR4 名、１回目の陰性確認がとれた方２名、退所者５名でした。明日は入所者１名、１回目の陰性確認がとれた方２名の予定です。
17:56	れいこ　本日金城楼のお弁当です。合掌。
18:23	中出みち代　ラッキーでしたね！患者数４名ではないですか？今日入所者１名？
18:35	れいこ　５名です。間違いありません。

2020/05/20（水）

| 14:49 | 柏木栄子　中出さんに伝言です。今日、○○さんが陰性２回で退所になりました。中出さんに大変お世話になったのでお礼を言いたかったそうですが……。よろしくお伝え下さいとのことでした。 |
| 14:51 | 中出みち代　良かったですね。長い |

療養生活で精神的に大変な状況でした。本当に良かったです。

14:54	柏木栄子　はい、ホントに良かったです。
20:38	飯田絹子　入所状況報告です。20 日（水）入所１名、退所２名、現在４名です。本日 PCR は０名でした。明日 21 日（木）は入・退所共に０名です。PCR は４名です。
20:39	中出みち代　連日の夜勤、すみません！
21:05	飯田絹子　大丈夫です。楽しく働かせてもらっています。

2020/05/21（木）

| 21:59 | まさむ　本日のホテル状況を報告します。本日は入退所なく、現在４名です。明日入所予定１名、退所予定なしです。PCR は４名です。 |
| 22:15 | 中出みち代　ありがとうございました。お疲れ様です。 |

2020/05/22（金）

| 17:42 | よしみ　お疲れ様です。本日の入所者数は５名です。１名が入られ、退所者はゼロです。PCR は４名で１回目の陰性確認がとれた方は３名です。 |
| 19:32 | 中出みち代　ありがとうございました。お疲れ様です。 |

2020/05/23（土）

| 19:03 | 永田厚子　LINE グループのプロフィール画像をアマビエ護符に変えてみました。 |

19:43　中出みち代　ありがとうございます。きっとコロナも収まることでしょう。

19:58　中出みち代　今日の夜勤は、○○さんと○○さんです。今、患者数の報告をいただきました。加えて、○○さんは今日が最後の勤務だと知りました。6月の患者さんの動きがどうなるのか解りませんが、勤務表の変更が必要となってきました。宜しくご協力下さい。

19:59　中出みち代　今日は、2名退所されて3名です。

20:11　よしみ　中出さんへ、北川は○○さん分の10日と11日夜勤、16〜18日までの勤務は可能です。

20:25　yuko　中出さんへ、上野谷は23日の日勤可能です。

20:30　飯田絹子　○○さんの分については、23日の日勤以外は可能です。

21:56　永田厚子　永田も10日11日の夜勤大丈夫です。

22:19　まさむ　平前も今のところ15日以後なら大丈夫だと思います。悩まずに勤務表を作成を下され!!

2020/05/24（日）

05:58　中出みち代　おはようございます！涙が出ました。皆さんの温かい心。

05:58　中出みち代　心より感謝しています。

06:10　よしみ　北川は最初子供たちの勤務表が出来ないと参加出来ないからということで、塩村理事が空白にしてくれていました。勤務表が出来ましたので、○○さんの分で23日以外は

そのまま入れていただいても大丈夫です。

06:15　中出みち代　ありがとうございます。

09:08　永田厚子　おはようございます！中出さん本日日勤の永田です。○○さんが6月末も火曜日と金曜日以外は勤務できますとのことです。

10:27　中出みち代　［勤務表の写真］

10:27　中出みち代　勤務表完成しました。ご確認下さい。かなり修正しています。

10:31　中出みち代　永田さん、ありがとうございます。すでに勤務表を完成させて塩村理事に送信したので、このままで行きます。○○さんには、7月に助けてくださる様にお願いします。

11:04　中出みち代　永田さん、○○さんに○○さんの27日の分の夜勤を入れても良いか聞いてもらえますか？

12:42　永田厚子　中出さん、○○さんが27日の夜勤をしていただけるとのことです。後は7月お願いしますと伝えました。

12:45　中出みち代　ありがとうございました。修正します。

19:17　中出みち代　［修正勤務表の写真］

19:19　中出みち代　患者数の減少のため、初心者への指導の日も2人体制としました。宜しくお願いします。これで最終の予定です。

19:32　たきあつ　本日の入所者3名、明日はPCR3名、入所予定なし、退所予定なし、1回目の陰性確認がとれた

方なし。

19:40　中出みち代　ありがとうございます。
お疲れ様です。

2020/05/25（月）

20:59　飯田絹子　本日5月25日（月）は
入・退所は共に0名、現入所者数は
3名です。PCR実施3名でした。明
日26日（火）は入所予定2名、退所
予定0名、PCRは本日同様に現入所
者全員の3名実施予定です。

21:06　中出みち代　ありがとうございまし
た。お疲れ様です。

2020/05/26（火）

21:07　中出みち代　5月26日は入所2名、
退所0、患者数5名、PCR3名。明
日は入所・退所・PCR全て0です。

21:32　中出みち代　服装について県庁から
の指導です。相応しい服装でホテル
から出入りを！との事です。ジーン
ズ等は避けて下さい。県職員への指
導ですが、私たちも同様ですね。

これまでの看護内容を振り返ることに
2020/05/27（水）

11:13　中出みち代　時間があったので、看
護管理日誌をあらためて紐解いて、
これまでの看護の評価をしてみまし
た。自然気胸で病院に戻られた例、
看護の対応が悪いとクレームになっ
た例等。
皆さんと情報共有をしていたと思っ

ていたのですが、振り返れていなかっ
た事があると気づきました。
それで、今日日勤の○○さんにも提
案していただき、第二波に備えて、
きっちりと看護の評価をしておこう
という事にしました。心に残ってい
る事例をA4一枚に纏めませんか？
また、看護の評価の視点についても、
皆で出し合いたいと思い、一枚の紙
にその例を書いておきました。自由
に追加して下さい。そららの視点に
沿って、健康調査票の記述などから
情報を抽出して、次に活かせるもの
にしましょう！
宜しくお願いします。

12:26　柏木栄子　お疲れ様です。振り返っ
てみますね。

12:54　yuko　お疲れ様です。わかりました。

2020/06/02（火）

20:11　中出みち代　こんばんは！
久しぶりに、本当に久しぶりに、皆
さんの元気なお顔が見れて、良かっ
たです。
さて、先日お願いをしていましたが、
この1ヶ月半の皆さんの心の変化、
未知のウイルスに立ち向かう姿勢な
どを、お一人最大A4一枚で纏めて
下さい。どうぞ宜しくお願いします。
期限は6月10日とします。看護協会
のコロナBOXに入れて頂くか、メー
ルでお送り下さい。
赤裸々な心の叫びが良いようです。
他の看護協会では実践していないと

の事で、全国の看護協会に向けての記録となる事を期待されています。

20:16 中出みち代　永田さん、上さん、明日の日勤で時間が許せば、Word で清書をお願いします。遭遇した事例をまとめたメモが青空ハウスにバインダーで止めてあります。宜しくお願いします。永田さんがあったらいいなを清書して下さったように。

20:17 れいこ　了解しました。

20:30 永田厚子　了解です！

協力者の卒業連絡

2020/05/27（水）

12:56 yuko　ホテル支援をしていた○○さんが本来業務に戻る為、卒業しました。○○さんのカフェのチラシを皆様のデスクに置きましたので、近くに行った折にはぜひお立ち寄りください。

12:57 yuko　古民家岩穴という民泊もしています。

13:26 中出みち代　皆んなで行こーうよ！収束したら。

13:30 柏木栄子　いいですね。

13:58 yuko　七尾市○○です。平前さん宅から山の方へ行ったところです。

14:03 中出みち代　だから、能登へ行くと仰っていたのですね。

15:56 中出みち代　ところで、30 日の総会って参加しなくて良いのでしょうか？

16:34 永田厚子　委任状出して貰えば良い

そうです。

22:08 shimoko　遅くなりました。本日の入所者は 5 名です。本日は入所・退所者はありませんでした。明日も入所予定はありません。PCR は 2 名で、うち 1 回目の陰性確認がとれた方 1 名です。

22:10 中出みち代　お疲れ様です。

2020/05/28（木）

18:43 れいこ　本日の報告をさせて頂きます。患者数 5 名です。PCR2 件、入所者 0 名、退所 0 名です。明日 PCR3 名、入所者 1 名、退所（1 回目の陰性確認がとれた方 1 名）の予定です。

20:34 中出みち代　お疲れ様です。ありがとうございました。

2020/05/29（金）

07:00 れいこ　おはようございます。

07:00 れいこ　[○○さんの写真]

07:01 れいこ　○○さん、本日最後の朝を無事迎えました。

07:06 shimoko　霜です。いろいろと改良、改善に向けての提案を実施して頂いたお陰で、とてもスッキリ働きやすくなりました。本当にありがとうございました。お元気でご活躍下さい。このようにお伝えください。

07:18 れいこ　嬉しいと言っています。また、新しい地で頑張りますと言っております。笑顔一杯で。

08:02 中出みち代　○○さんとの勤務忘れ

ません、とお伝えください。どうぞ、良い人生を！

2020/05/30（土）

17:58 　永田厚子　夜勤の永田です。本日の報告です。新たな入所・退所0、PCRも無しでした。入所者総数6名です。明日の入所・退所・PCRも0の予定です。

18:09 　中出みち代　ありがとうございました。

厚労省のホテル退所基準が変更となる

2020/05/31（日）

14:31 　中出みち代　厚労省のホテル退所基準が5月29日より変更となり、石川県も適応と判断されました。医師より患者全員にお電話で説明をしていただきましたが、予想外に退所者は0という結果でした。やはり、PCR陰性の確定を望まれるという患者心理があったようです。

14:34 　shimoko　お疲れ様です。今朝の新聞にも出ていたので、どうなるのかと思ってました。ありがとうございました。

14:37 　柏木栄子　意外ですね、やっぱり不安もありますよね。

15:19 　永田厚子　有り難う御座います！入所者の方々のお気持ちを考えると複雑です。

15:27 　よしみ　分かりました。世間がもう少し温かく受け入れてくださればま

た違うかも知れませんね。

2020/06/01（月）

17:40 　よしみ　お疲れ様です。今日のPCRは5名がされました。明日はPCRをされなかった方が1名退所予定です。他の皆さんは本日の結果を見てから退所を決めたいみたいです。今晩は6名が滞在しております。

17:43 　中出みち代　お疲れ様です。明日の日勤の○○さんに、初めての○○さんの指導を宜しくとお伝えください。夜勤明けの所内会議もお疲れ様です。

患者さん全員の退所が決まる

2020/06/02（火）

20:37 　中出みち代　今、青空ハウスのリーダーの○○さんから、お電話がありました。19時に調整本部から連絡が入ったそうで、明日の医師会の○○先生の判断で、退所新基準の適応で全員退所して頂く方針のようです。お一人、微熱と食欲不振の方は気掛かりだけど、との事でした。以上。

20:44 　永田厚子　ということは、夜勤は自宅待機になるのですか!?

20:47 　永田厚子　退所時間にもよりますが、明日の日勤の状況を報告します。

20:48 　中出みち代　医師からの説明では、強制力がないので、明日告知して即になるかどうかだと思います。明日の夜勤で又お伝えします。そうですね。日勤の様子を教えてください。

20:51 永田厚子　了解です。発熱の方も気になりますが、ずっとネガティブ二回を待ち望んで堪え忍んでいらした方の反応が気になります。梯子を外されるようで、酷ですね。

20:52 中出みち代　本当ですね。明日、お二人が日勤でよかったです。

20:54 永田厚子　非力ながら頑張ります。

2020/06/03（水）

13:41 れいこ　一応全員退所ということで、本人から了解頂きました。お迎えがはっきりしない方が２名います、現在の所。

14:20 永田厚子　日勤からの報告です。本日全員の退所が決定しました。

14:36 中出みち代　お疲れ様でした。

15:15 れいこ　15時30分で4人の方が帰宅されました。○○さんが今帰りました。長い間お疲れ様でした。

15:33 shimoko　ありがとうございました。

15:34 yuko　お疲れ様でした。

15:35 永田厚子　最後の退所者は17時20分に帰られます。

15:36 柏木栄子　お疲れ様でした。入所予定者はいらっしゃらないんですね。

15:40 永田厚子　明日は入所予定０と聞いています。病床にも余裕がありそうと、訪れた当番外のドクターが言ってらっしゃいました。上さんと永田は退所のお見送りに何度も駐車場へ行ったり来たり。こんな嬉しい往復はありません！！

15:42 柏木栄子　ホントですね。皆さん、よく頑張りましたよね。

15:42 飯田絹子　本当に、とても嬉しいですね。

15:52 よしみ　分かりました。皆さまひとまずお疲れ様でした。退所された方々が無事に帰宅されますように。嬉しいことです。

最後の退所患者さんと
協会長の握手にスタッフが拍手

2020/06/03（水）

17:27 永田厚子　只今、最後の方が退所されました！！会長さんと握手！みんなの拍手で退所です。

18:32 shimoko　お疲れ様でした。今、NHKのニュースで、ホテルで療養されてた方は全員治療を終了しゼロになりましたと、報道がありました。

18:33 shimoko　お疲れ様でした。

18:39 まさむ　なんか感動しますね。ご苦労様です！！事務や関係者、そして看護チームの皆さんに、ひとまず乾杯。もちろん自宅で。

18:46 よしみ　ありがとうございます、お疲れ様です。

19:00 MARIKO　皆さまお疲れさまでした。最後の退所の方をお見送りくださった永田さん＆上さん、ありがとうございました。

19:01 MARIKO　ようやく一区切りですね。

19:30 中出みち代　青空ハウス開設から、49日でした。第一波の収束です。終

息して欲しいと祈る思いですが。退所される方を拍手でお送りできたり、協会長と握手でさよならできたり、最初で最後の場面でした。

四九日は日常生活に戻る日との事で、まさに私達にぴったりの日でしたね。レッドゾーンを歩いた4月16日の心持ちとは心境がまったく違います。皆さん、本当にお疲れ様でした。どうぞ、ゆっくりとお休み下さい。

本来は当直だったのですが、早い帰宅ができました。ハッピーエンジェル、バンザーイ！

19:36 yuko　スタートとエンドに勤務していただいた中出さんに感謝です。皆様本当にお疲れ様でした m（._.）m

19:58 柏木栄子　中出さん、開設準備からずっと気配り、目配りいただきありがとうございました。

本当にお疲れ様でした。ゆっくりお休み下さい。

20:30 飯田絹子　中出さん、大きな責任感をもって、私たちをリードしてくださいました。おかげで、他職種の皆様と一丸となって、入所者の皆様にかかわることができました。ありがとうございました。そして、まずはお疲れさまでした。

その後のメディア出演についての雑感

2020/06/05（金）

16:56 永田厚子　本日18時10分から「NHKかがのとイブニング」に青空ハウス

のナースが出演されます！中出さんと戸田さんです。

18:55 shimoko　中出さん、お疲れ様でした。最初の所、見逃したんですが。熱い想いがとても良く伝わってきました。本当にありがとうございました。

19:03 れいこ　中出さん、お疲れ様でした。ありがとうございました。

19:03 れいこ　［NHKの動画］

19:22 中出みち代　本当に訴えたかったのは、チーム医療の素晴らしさと、退所された患者さんが社会の偏見や差別に悩まない様に、安心して社会活動を行えるよう県民の皆さんも理解してください！という事でしたが、全部カットでした。残念！

平前さんが作って下さったマニュアルもほんの一瞬しか映りませんでした。

2時間弱の取材がこうなるのですね。皆さんの思いも一杯お伝えしたつもりでしたし、医師や事務の方への感謝も全部カットでした。残念！

上さん、動画ありがとうございました。いつもの上野谷さんの様に、スマホで撮っていたのですが、上手くいかなかったです。

19:34 れいこ　受け止めました。ありがとうございました。

19:39 shimoko　入所者さんに寄り添い、回復を祈り、最後の拍手と握手は見る人にその想いが届いていると思います。

19:40　shimoko　ありがとうございました。

19:42　れいこ　拍手は私達も感動しました。事務方も全員来て見送りました。自分達へのエールでもあったように、今は思います。

19:43　れいこ　イタリアで住人がベランダに出て医療従事者に敬意と感謝の拍手をしたことを思い出しました。

20:29　飯田絹子　本当にありがとうございました。

20:32　中出みち代　飯田さんのタイベック姿、了解も得ずに映ってしまってごめんなさいね。研修の時の写真をNHKの方がご覧になって撮影していかれました。

20:44　飯田絹子　あれ、ずっと永田さんだと思っていました。
思いがけず、初めてテレビに出られて光栄です。

20:45　中出みち代　ようこそ、ありがとうございます。

21:09　永田厚子　中出さん、有り難うございました!! せっかく訴えても出演者の意図とは別にテレビ局が欲しいストーリーに編集されてしまうのですね。

2020/06/06（土）

08:52　よしみ　色々ありがとうございました。次に備えてスタンバイOKです。

12:06　中出みち代　偉いなー！次への意欲が出なーい！
○○先生からLINEを頂き、「遠隔看護にITの活用を」とご指導を頂きました。学生たちとも顔が見える関係で、講義が始まっているとの事です。

12:08　柏木栄子　お疲れ様です。レポート、中出さんのアドレスの方に送信させていただきました。よろしくお願いします。

12:11　中出みち代　ありがとうございます。

第7章

協会看護師たちの活動記録

第1回ハッピーエンジェルミーティング議事録 5月7日

5月7日、協会看護師たちが集まって全体ミーティングを実施しました。これまでは、同じ出勤日の医師や看護師等がミーティングを行ったり、LINEのグループ機能を活用して議論したりすることはありましたが、看護師たちが一堂に会するのは今回が初めてのことでした。以下に、当日の議事録を掲載します。

日　時　2020.5.7 14:00 ～ 16:00
場　所　2階大講義室
参加者　小藤　青木　塩村　柏木　永田
　　　　北川　霜　高城　平前　上野谷
　　　　山下　中出

I. 協会長より

1）青空ハウス診療所の命名について
2）石川県のコロナ感染者の発症の経緯、対策、病床の状況、ホテルでの療養の推移、ホテルの役割の経時的意義等についての説明
3）今後、8月末まで研修等の本来事業の中止と、青空ハウスでの活動の長期的取り組みのために月一回のミーティング実施の提案

II. 専務理事より

1）5月30日の総会の持ち方：看護協会で最小の参加者で施行。委任状対応。
2）第2回理事会の持ち方：書面理事会。

III.20日間の実践での所感

1）日々の改善、変化への適応
2）マニュアルの有効性
3）後方支援の自覚

4）リスクの高い業務内容による感染への不安
5）患者に寄り添わない遠隔看護の難しさ
6）非常事態への覚悟と家族の理解

IV. 問題提起

1）クラスター発生病院看護師への社会の偏見。保育所の拒否とご主人の出勤停止。それによる離職の実際
2）投石の事実
3）施設の感染対策等への看護協会としての支援の必要性
4）コロナ患者を看護している看護職へのメンタルヘルスケアの必要性。日本看護協会のホームページの活用促進と案内

V . 議論

1）患者急変時の対応マニュアル（P57参照）に対するディスカッション
2）患者受け入れ時の書類の受け方と患者への入所案内役割の徹底（P51 ～ 52参照）
・当番医の勤務時間の制約による書類の迅速処理の必要性
・役割分担の明確化

以上

ハッピーエンジェルの独り言

　青空ハウス療養所（COVID-19宿泊療養所）に勤務して1カ月。

　石川県・全国に緊急事態宣言が発令された頃、石川県では医療崩壊寸前の状況となり、ホテルでの宿泊療養開設の準備がなされていました。4月中旬には、開設が決定された場合は、看護協会に勤務している看護職が先陣を切って勤務しなければ間に合わない状況であることを会長より伝えられました。職員たちは、「自分は持病がある」、「持病がある家族がいる」、「老人と同居している」、「小さな子どもと同居している」等、働かなくて済む理由を探していました。緊迫した状況であることも理解できるし、名乗り出なければならない有事であることをわかってもなお、「希望します！　働きます！」とはなかなか言えない自分たちがいました。差し迫った開設日に向けて、本音について吐露し合ったところ、皆が抱えていた不安は、自分が感染したらどうしよう、持ち帰って家族にうつしたら

どうしよう、自分の知っている昔の経験や感染防護対策は通用するのか、コロナに近い距離で働いていることを近所の人に知られたくない、自分だけでなく家族も偏見にさらされるのではないかといったことでした。

　そして、4月16日から宿泊施設の受け入れが始まることを知った時、皆で不安を共有し合い、感染防止に対する正しい情報と感染防護対策に関する知識を再学習し、手洗いや防護服の着脱技術を再体験したことで、覚悟ができて、そろって最初の一歩を踏み出すことができました。

　今では、この緊急事態において、自分たちにもできる看護があることや人とのつながりが広がっていく楽しみを実感できるようになりました。

　新しい日常を模索しながら……。

　コロナが一日も早く収束することを願ってやみません。

霜　貞子

『石川県ナースセンター情報』　Vol.16（公益社団法人石川県看護協会、2020年6月）より

勤務を終えての所感

再度、新型コロナウイルスによる危機的な状況が到来した場合に備えて、協会看護師たちはこれまでの看護の評価を行うことを決めました。以下に、各自の振り返り内容を掲載します。

青空ハウスでの勤務を振り返って
●
永田　厚子

　事業参加への有資格者全員の意思確認がなされ、軽症者が収容されるホテルでの勤務が決まった。ホテルは「青空ハウス」、そこで看護にあたる仲間たちは「ハッピーエンジェル」という愛称がつけられた。

　思わずニヤリとしたが、実は気持ちは複雑で、それくらい気合を入れて取り組む仕事なのだと自覚した。

　この時点では、まだ未知のウイルスの知識も少なく、一般報道される情報を集めていた程度で、基礎疾患のある者は重症化しやすいため、家族のことが頭をよぎった。周囲の仲間も色々の事情を抱えているのは同じ、常勤の自分はより多くの勤務を引き受けるべきと考える反面、臨床勤務からのブランクがあり、ガウンテクニックさえ心もとない状況。技術の不確実な者が一人でもいれば、そこから感染拡大につながるため、率先して「自分がやります」とは言えないのが正直なところであった。反面、私たち看護協会の職員は、一般応募された方が集まるまでの繋ぎの役割であろうと勝手に解釈していた。

　私の勤務初日は、開所2日目の日勤であった。出勤したらまず体調チェックを行う。いつもなら60台の脈拍が90を超えており、自分が緊張していることを再認識した。申し送りが始まり、シチュエーションごとに確認しながら内容を聞いてもなかなか頭に入らず、持参したノートには何枚もの殴り書きのメモがあふれていった。青空ハウスには担当医師2名が常駐され、事務局と看護師の夜勤者と日勤者の全員が集まって熱心にミーティングが行われた。「感染しない、持ち帰らない」が合言葉として掲げられ、些細なことでも医師と事務局と看護師がホウレンソウ（報告・連絡・相談）による合意のもとに行うことが徹底され、緊張もあったが心強くもあった。

　初日の勤務中には、看護師の相棒がものすごい早業で、マニュアル作成に取りかかり、その後何度も改定され、ひと目見れば動けるようにまで作り込まれていった。毎回目を通して確認することで、不安な気持が落ち着いた。しかし、勤務のたびに状況が変化しており業務の手順も変更されるため、思い込みで行動しないよう、勤務者同士で手順を読み合わせた。同じ立場で勤務する看護職の存在がとても心強かった。

　「移送車が近くまで来ました。まもなく患者さんが到着されます」の声に、緊張はピークになった。医療圏ごとに搬送の担当者が変わるた

め、ケース・バイ・ケースの対応が求められた。落ち着いて、慎重に、と自分に言い聞かせた。白衣で青空ハウスを出ると、歩道を歩く人から避けられたり、信号待ちの車からの視線が気になった。

開所当初から11日間は、配膳、ごみ搬出など、看護師が、対応した。中でもレッドゾーンに入るゴミ回収が大きな仕事であった。マスクやガウン、手袋、帽子で防護した上で、フェイスシールド代わりにナイロン袋を被って作業することになった。マスクとも合わさって呼吸が苦しい上、自分の呼気でくもり、前が見えず、動くとふわふわして脱げそうになるため、頭を傾けながら、両手にゴミが入ったナイロン袋を持ってレッドゾーンを何往復もした。速く終わらせたい一心であった。この時は白衣を交換し、青空ハウス自体が汚染区域にいる感覚であった。

4月27日から専門業者が食事の配布とゴミの回収に参入することになり、心の重しが軽くなった。それでも、患者急変時はレッドゾーンに行くことを想定し、ナースセンターの片隅に準備された防護服一式を確認し、イメージトレーニングを行った。勤務を終えて帰宅すると疲労感に襲われ、夜勤明けで帰宅した日はボーっとして過ごし、何日間かその疲れが戻らなかった。

そんな中、看護協会に出勤した折に、会長作成の入院調整中の感染者は実質ゼロになったグラフを見せていただき、最前線で頑張る後輩たちの負担軽減に役立てた実感が持て、報われる気持ちでいっぱいになった。入所者の方と電話越しに話をするたび、一番不安なのはこの方たちであり、突然の感染で一変した生活を早く取り戻していただきたいと思えた。

最終日の6月3日、私は日勤だった。担当医から入所者へ退所基準変更の旨が丁寧に伝えられ、全員の退所が決定した。退所を見送るため、何度も隣の駐車場を往復した。今まで何度も出入りしていたが、一番心が軽く、嬉しく感じた瞬間であった。

青空ハウスの実施について

高城　厚子

・4月中頃の要請により、2019年度のデータのまとめ作業等があるため、少し少なめの勤務をお願いして皆さまにご迷惑をおかけしたと思います。年度まとめが落ち着いて、やっと安心して夜勤にも入れるようになりました。

・ストレスで胃が痛くて調子が悪く、体重が少し落ちました。かえって良かったとも思うのですが……。

・家族には「エー」という感じで最初は反対されましたが、他の協会の方々も皆ホテルで働くことを説明し納得していただいた次第です。

・家族は家に来なくなり、夫婦水入らずの生活が始まりました。

・趣味のゴルフの練習もお休みしたので、体力も体調もガクンと落ちたと思います。

・北川さんには、最初の日勤の時にレッドゾーンと患者の受け入れ方法などを丁寧に教えていただき、さすがにOP場のナースだなと感激しました。ゴミが多くて、患者を受け入れる前に少しでもきれいにしたいと思って片付けていると、あと10分で受け入れの方が見えるので

ゴミ出しはやめてください、と言われたのを思い出します。

・鍵の閉じ込めで、飯田さんと一緒に行動した時は、飯田さんが中に入ってくださったことも思い出します。事務の方はきちんとできるまで復唱してくださいと厳しかったです。お弁当も50人の方が入所されている時は、準備が大変で中に配達するのもドキドキしながら実施していました。それを思うと、最後のほうはきちんとルールが整備されていたなと感じました。

・マニュアルを作ってくださった方やいろいろ考えていただいた方に感謝いたします。

青空ハウス勤務をふりかえって
●
山下　摩利子

　4月8日、行政担当者の来訪当日に緊急会議が開かれ、協会長から宿泊療養施設で勤務する看護師確保についてのお話をうかがったその瞬間に、石川県看護協会の看護職員が出動することになると確信しました。なぜなら、数週間先の感染拡大の予測さえ立たず、医療崩壊の危機が現実味を帯びていたあの状況では、病院・診療所・介護施設・教育機関等々どの施設にせよ、自施設の看護師一人ひとりが貴重な存在で、宿泊療養施設に派遣することなどできない、また、有志の潜在看護師が何十人と集まって下さっても、その方たちだけで組織的に従事することは難しいと思ったからです。

　青空ハウスの勤務表が提示され、確信が現実になった時も不思議と拒否感はなく、青空ハウスでは「どんな場合でも感染防止の原理原則に立ち戻って考えよう、小さな疑問や迷いを曖昧にしないで解決しながら進もう」、「協働する方々の役割や立場を理解するように努めよう」、「冷静で穏やかでいよう」そうすれば13年ぶりに白衣を着る私でも、感染せず媒介せず、このミッションを遂行できると思えました。

　それでも、「私自身が感染し死に至ること」を妄想するように恐怖に感じていました。北陸に家族も親族もいない高齢の母親がひとり遺された姿が目に浮かび、さらに遠く東京に住む妹家族に大きな負担がかかることは必定で、それだけは避けたいと祈るような気持ちになりました。

　青空ハウスでは、緊張したり焦ったり、体力・記憶力・とっさの判断力の衰えを痛感したり、言葉足らずを悔んだり……の日々でしたが、毎回、何とも言えない爽やかな心地で勤務終了時間を迎えました。退勤時にそんな気持ちになるのは久しぶりでした。青空ハウスの運営に関わるすべての方々が、各リーダーの采配の下に持てる力を存分に発揮し、試行錯誤を重ねつつ体制が整備されていく過程を一メンバーとして体感できたからだと思います。

　一方、協会事務局内の業務との両立は本当に辛かったです。例年の年度末から年度初めの業務に加え、課題がいくつも重なり、「こんな年もあるものだなぁ。乗り越えなきゃね」と比較的前向きにスタートしたものの、その認識は甘かった！焦燥感に居たたまれなく、現実に時間が足りず、批判・非難を受けることを承知で夜勤入り前・夜勤明けの数時間や休日にも勤務しました。もう乗り越えて済んだことなのに、今でもその時々の苦い記憶が甦り、心の回復には

もうしばらく時間がかかりそうです。

「青空ハウス」が「東横インホテル」に戻る日まで、いつでも「ハッピーエンジェル」（かなり気恥ずかしい！）として出動できるように適度な緊張感を保っていたいと思います。

新たな出会い？

●

上野谷　優子

自分が感染源になって、ハイリスクである母が発症し命を落とすことになるのではないか？

これが、ホテル療養支援が始まる時に一番に思ったことだった。寿命で亡くなるのはいいが、感染し苦しみながら亡くなるのは避けたい。最期に立ち会えない形で見送ることはしたくない。要介護度3の母は、毎日検温しマスク着用してデイサービスに行っている。日々の生活に介護が必要であり、接することなく過ごすことは不可能であるので、支援はできないと思った。しかし、私たちがやらないでどうする……。まず、娘に支援に行くことを説明し、理解してもらった。行くと決めたが、不安は大きく母の咳ひとつにも敏感になっていた。

当初、療養者入居時は支援者がレッドゾーンに入る手順となっていたため、中に入らずに入居案内するように変更するということだけでも、困難を極めたと感じた。協会の本来業務との両立も困難であった。タイムリーに情報を把握できない。相談に乗れない。報告できない。講師の方々への連絡も延期という中途半端な形のものが多く、頭を悩ませた。

今は、出会いの場であったと考えられる。通常では出会えなかった療養支援ナース、県の職員、ホテル従業員等、素敵な方々と出会えたことは私の人生での宝になる。

青空ハウスでの
入所・退所を目にして

●

上　礼子

ホテル療養開始2日目の夜勤が、私の初勤務でした。通勤路の武蔵ケ辻を過ぎて、東横インホテルの看板が見えてきた時の、心臓が締め付けられるような感覚は、忘れることができません。ホテル到着後は、とにかく「落ち付こう」と自分に言い聞かせ、ホテルの中に入っていった気がします。ところが、ドアが開いて目の前に飛び込んできたのは、防護服を着た日勤者の姿でした。再び心臓がバグバグし、動揺している自分がいました。この状況は最後まで変わることはありませんでした。

初日の夜勤帯で入所がありました。防護服を着てレッドゾーンのホテル入口から駐車場に出て、入所者さんをお待ちしました。日勤者の影に隠れるようにして立ちました。入所者さんが両手一杯に荷物を持って降りてきましたが、私たちとの距離は2〜3メートルはあったかと思います。大きな声で「机の上の資料をお持ちください」「表示に沿ってエレベーターでお部屋に」と伝えしました。入所者さんは、下向き加減でマスクをしているので、表情ははっきりとはわかりませんでしたが、うなずかれるだけでした。何も話しかけられず、こちらも何か申し

訳ないような気持ちでその方を見ることしかできませんでした。コロナだから仕方がない……と言い聞かせて、入口に入る入所者さんを見送りました。

退所にも何回か遭遇しました。どの方も皆さん、心なしか楽しげで歩く姿も入所時と違って軽やかでした。やっと帰れる……という思いが伝わり、私たちも心から「お疲れさまでした」「お大事に」と大きな声でお伝えすることができました。特に青空ハウスの最後の入所者の退所時は、ご本人と会長が握手した後、全員で拍手をしました。拍手をしていると、「頑張りましたね」「良かったですね」と心から思え、私の心も晴れていくような気持ちになりました。皆さん、長くホテルに療養され、寂しさ、拘束感、不安感、不満等を抱えながら一人で療養されていました。とにかくPCRの陰性結果を待つ日々でした。退所する日を待ち、帰れると信じていたのです。退所日は、支援した私たちも待っていた、喜びの日でもありました。青空の下、それぞれが笑顔で羽ばたいていかれる姿に元気をいただきました。ありがとうございました。

今の私が想う 青空ハウスでの体験

●

霜 貞子

2020年5月29日、厚生労働省は、新型コロナウイルス感染症患者の退院の取り扱いについて、「発症日から14日間（6月12日から10日間）が経過し、かつ症状軽快後72時間が経過した場合は、退院の基準を満たすものと

する」との通知を出しました。その頃、青空ハウス（コロナ軽快者療養ホテル）には、PCR2回目の陰性結果を待たれる方がまだ入所されていました。担当医から退所許可の説明を受けても、素直に歓喜の声を上げることができない方がほとんどで、心配する必要がないことの説明を再度受け、6月3日に全員が退所されるに至りました。

コロナ感染症は、世界中の脅威で未曾有の有事ですが、時間の経過とともに様々なことが解明され、私たちはコロナとともに生きる新しい生活様式を獲得しつつあります。正体不明の怪物に恐れ、一大決心をして覚悟を決めて臨んだホテル勤務でしたが、振り返ってみれば、恐るに足りないことに脅えていた自分が懐かしく思い起こされます。青空ハウスで働き始めた頃は、家族とも常にソーシャルディスタンスをとり、ゾーニング生活を送るなど、平凡だった日常がどれだけありがたく平和であったかを思い知ることになりました。いったん終息を迎えた今、ビフォーコロナのあの日常は戻らなくても、ウィズコロナで普通にやるべきことをやっていけば、明るいアフターコロナが訪れる！　と実感できるようになりました。

「正しく恐れる！」

この言葉の真意がわかるようになったのも、青空ハウスでの体験があったからこそであり、さらにこの歳になって、もう一度白衣を着る機会を与えてもらったことに深く感謝する日々です。

第 1 波収束

●

中出　みち代

　6月3日に青空ハウスの療養者がゼロとなった。116名の方々がホテルでの療養を乗り越えられた。四九日とは、通常生活に戻ることだという。私たちハッピーエンジェルも安堵感とともに、その日を迎えた。○○本部長・○○副本部長・医師会の先生方、県の事務職員の皆さん、そして看護師のまさにチーム医療の成果であった。事前学習と準備でお世話になった、金沢市立病院の○○名誉院長・○○看護部長、金沢医科大の○○先生・○○感染管理認定看護師さん、皆さんに感謝の気持ちで一杯である。

　最大のミッションは、職員から感染者を出さないことであった。

　ひっ迫する臨床の医療崩壊を防ぐ一助になればとの使命感だけで看護を行ってきた。未知のウイルスだったので、看護師の強い使命感を凌駕してなかなか仲間が集まらなかったが、メディアの力は大きく、青空ハウス開設の1週間後から一人二人と潜在看護師の力が加わった。最終的には、看護協会の職員11名に20名の潜在看護師の参加を得た。未知のウイルスゆえ、しっかりゾーニングを決め、患者とは対面しないことで、とにかく二次感染防止を図ることとなったが、レッドゾーンでの活動が多く、ストレスが職員の体重減少に現れていた。それでも少しずつウイルスの正体も明らかになってくると、石川県の患者数も減ってきて、表情も和らぎ体重も復活した。

　島嶼地域を中心に学問的に進められている「遠隔看護」を勝手に名乗って、探求する日々でもあった。言葉だけでは、看護の心はなかなか伝わらない。生活の自立がホテル療養の入所基準であるため、ほとんどの患者が若い方々であった。退所基準がPCR検査の陰性連続2回であったため、検査結果が彼らの心を大きく支配した。焦りや不安は図りしれず、遠隔看護の虚しさも味わった。深呼吸やうがいの指導ひとつをとっても、電話口で行うのでは伝わりにくい。換気のお願いでもホテルの安全性から縦に少し開くだけという構造上の制約もあり……。

　看護は観察から始まる！　これまでそう学んできた。手をかざし目を凝らして、私たちは初めての看護を体験することになった。遠隔看護は、高度な能力が求められる。そんな準備もできないまま49日間を過ごした。薬の使用一つをとっても、災害看護でも体験しなかった難しさがあった。

　ロボットの開発では、日本は世界一の技術力だとされている。感染リスクを下げるため、ロボットによる検査件数は、人間の3～4倍とのことである。今年の10月から運用が開始される。また、スマホのアプリを使っての問診により、病院の滞在時間も削減でき、ＡＩでかなりのアセスメントや診断を行うという。そんな変化の中で、人間でなくてはできない医療・看護の課題がコロナで突き付けられたことになる。第2波に向けて遠隔看護の研修を強化して臨まなければならない。

　最後に、県内での感染者は298名、病院での療養継続者39名、亡くなった方26名から換算すると、ホテルで療養された方116名は県全体の49.8%となる。14日以上の療養で不

安や葛藤の日々であったと推察するが、山中伸弥先生のレポートによると97％の抗体産生とのこと。まだまだ未知ではあるが、麻疹や水痘のように終生免疫を獲得したことが立証されれば、IgG抗体は社会復帰のパスポートとなる。一部地域では、帰られた患者さんが社会の偏見で悩んでおられると聞くが、こうした人は感染のリスクがなく、社会で活躍できるのである。ぜひ歓迎していただきたい。

青空ハウス勤務に思うこと

●

柏木　栄子

　コロナウイルスが猛威を振るっていた４月中旬、軽症者宿泊施設開設にあたり、看護要員の確保が迫られた。同居家族への感染や院内感染、クラスターの発生が連日報道されている中、すぐに集まるわけもなく、急遽看護協会職員でシフトが組まれることになった。正直不安だった。もし感染したらと考える気持ちと、絶対に感染してはならないという気持ちが交錯する中、協会長の「皆さんは行くことを前提に話を進めてください」という言葉に選択の余地はないことを自覚した。と同時に、非常事態時のトップの苦渋の決断と発言は強い行動力に繋がるものであり、大事なことでもあると思った。

　娘家族の心配もあり、「長い病院勤務でたくさんの感染症に出会ったけど感染しなかったし、プロだから大丈夫」と言い切ったが、これは自分自身に言い聞かせる言葉でもあった。

　今、自分たちがやるしかない、何より医療崩壊しそうな状況下、最前線で働いている後輩たちを思うと、やらなければならないという義務感を感じた。

　そして、開設３日目が初めての勤務だった。一つひとつマニュアルを見ながら、レッド・グリーン・グレーのゾーンを往復した。本当に大丈夫かな？　ここまで必要？　と感じることもあった。また、自分は元気だから症状が出ないだけで感染しているのではないか？　と思うこともあったが、いや絶対大丈夫と、根拠のない自信を持ちながら過ごしていた。

　しかし、皆の工夫と熟練した知恵でマニュアルも日々改善され、当初感じた不安は徐々に薄れていた。それと同時に、ホテルの部屋で療養する患者さんたちの気持ちが気になった。病院とは違って電話で状態を聞くだけなので、不満をぶつけられても仕方ないと思っていたのに、きちんと答えていただけて、看護師としての本来業務ができないことに申し訳なさを感じた。声しか聞いていなかった方が退所される時に見せてくれた笑顔が忘れられない。本当に良かったと心から思えた。

　それと、募集で集まってくださった多くの看護師さん、初対面での勤務なのにまったくそれを感じることなく、ごく自然に一緒に働けたことが本当にうれしく、頼もしくもあった。

　この人たちは義務感で始めた自分とは違って、奉仕の精神で積極的に応募してくださったことに頭が下がる。

　６月３日、入所者が０になった。緊張の１カ月半が長かったのか、短かったのか不思議な感覚ではあるが、とりあえず一段落してほっとしている。

　どうか第２波が起きないように、と願うばか

りである。

ホテル療養支援に関わって

●

飯田　絹子

　宿泊療養支援は言うまでもなく、初めて尽くしの体験であった。いまだかってなかった正体不明な部分の多い疾病に罹患した患者、そのような患者へのエビデンスやマニュアルがまだ十分に整っていない中での看護実践……、そういった意味で初めて尽くしだった。

　石川県看護協会が宿泊療養支援に携わろうと決定した時点では、私は何より、自分たち自身が感染の媒体にならないような感染予防策を実践できるのだろうかという不安と責任感がよぎった。感染に対する標準予防策に対する知識はあっても、臨床現場から離れた自分たちがどれだけできるのだろうか。徹底して前準備を行う必要があると思われ、後の青空ハウスメンバー全員でガウンテクニックの知識にとどまらず、着脱までの練習をして支援に備えた。

　宿泊療養支援が始まってからは、上記の不安に加えて、想像以上に、メンタルに影響を及ぼしている入所者が多いことに驚いた。言うまでもなく、個々の抱える背景は様々で、個々に違うメンタルの悩みを抱えている。このような悩みを抱える宿泊療養者に対してさえ、宿泊療養への看護には「遠隔看護」という限界がある。相手の顔を見て、タッチングを活用しての看護はできない。しかし、だからこそ看護の専門家として、心を研ぎすまして耳を傾け、電話の向

こうの相手の声を通して、表情や心の揺れをキャッチしていくことが要求される。また、支援では声を通して看護表現することが重要になる。聴く力、受け止める力、声や間を最大限に活かした看護の表現力等が要求された。

　宿泊療養者は退所基準に到達したらホテルを退所される。その日は、入所者はもちろん、彼らを取り囲むみんなにとって大変に喜ばしい日である。看護師として、その瞬間をともに喜ぶことはもちろんだが、退所までの数日間をいかにして本来のその人らしく過ごしていただくか、その間にこそ看護師としての存在意義が問われているように思った。

　宿泊療養支援に携わるにあたり不安はあったものの、タイムリーに話し合いながら、そのつど課題を解決しながら進んだ。この2カ月間は大変ではあったものの、皆で一致団結して頑張れたという達成感もあった。宿泊療養を要する入所者やその家族を支えるために、多くの職種の協働が不可欠であった。療養の場を提供してくださったホテルや入所者の移動に携わる職種、食事や清潔など療養生活を支えるための職種、中心的にシステムを立ち上げ運営してくださった県職員の方々といったように、医療関係者だけではない、様々な職種の協力・協働があった。それぞれの立場から、今回の取り組みを評価して、次に備えるポイントを整理しておくことが大変重要になると思われる。

青空ハウス（宿泊療養施設）の勤務は決していつも快晴ではなかった……

● 平前　政武

「今この時も、医療の最戦前では、自らの命や生活をかけて新型コロナウイルスと闘う多くの看護職がいる。そうした仲間のために何か力になりたい」

もちろんそんな思いはあった。

4月13日、石川県に緊急事態宣言が発出された同日、協会長から宿泊療養施設への出務要請があると連絡を受けた。詳しい勤務条件や保証すら明示されない中、心穏やかにその要請を受け入れることは難しかった。協会長からの説明を聞く前夜、下記にある「新コロナウィルス対応宿泊療養施設への出務要請について」という意見書を作成した。しかし、当日、あまりにも悲壮な会長の表情を見ると要請を断ることはできず、これが使命と自身に言い聞かせ出務することになった。コロナウイルスの感染力の強さに反し、自身の意志の弱さを痛感した!!

充分なオリエンテーションもなく入った現場は、正直大変だった。

「何を何のためにどうするのか……」

前勤務者から申し送りを受けても、理解するには時間を要した。とりあえず、自分自身が理解するために、申し送られた内容をマニュアル化してみた。マニュアル化することで、どこに課題があるのか、どうすれば良いのかを可視化し、自身の中で思考することができた。このマニュアルは、その後多くのスタッフの修正を受け、徐々に完成に近づくことになる。

青空ハウスでの勤務で最も不安だったのは、「自分が感染する」ことよりも「感染源を持ち帰り家族に感染させる」ことだった。車の中で生活しようかとも考えた。だが、それもままならない。仕方なく帰宅した。あらかじめ玄関には妻が消毒薬を準備していたので、これでもかというくらい消毒した。自分は「危ない人間」だと自覚した。

家族とは別室で食事し、入浴も最後にした。家族とは可能な限り接触せず、地域住民との接触も避けた。もちろん近隣者には、青空ハウスに行っているとは一言も言わなかった。近くに住む娘や孫との接触も絶った。自分自身が感染源かもしれないと思うと、気分はいつも暗く、うつ状態になった。おそらくこの思いは、新型コロナウイルスに感染した入所者の思いに近いものではないかと、今にして思ったりする……。

ある夜勤で、レッドゾーンに入り患者のゴミ回収を行うことになった。10袋にも及ぶゴミの回収を行う中、マスク1枚で来たことを反省した。

「今コロナウイルスの中で呼吸している……」

そう思うと強い緊張と恐怖感に襲われた。感染のリスクを最も痛感した場面だった。この行為は、その後、完全防護した専門業者に委託することになった……。

最初に勤務した日から2週間が経過するまで、自分の防御行為が適切だったか確信がない。喉の違和感を感じると「もしや感染したのではないか」と不安になる。2週間異常がないとようやく安堵する。勤務日から2週間刻みに、不安と安堵が交差するのが日常となった。

出務から約2カ月が経過する今も、もちろ

ん不安はある。だが、ようやく抵抗感は軽減した。決して「慣れ」ではないと思う。職場環境の改善が最大の要因だが、ともにホテルで勤務する看護スタッフや行政スタッフの存在も大きい。

「青空ハウス」への出務要請を受けた当初、強い不安を感じた。少しばかり後ろめたい思いもしたが、決してそれは恥ずべきものではない。不安こそ自分や家族、そしてともに働く仲間や社会を守るために重要だと今も思っている。

【意見書】新コロナウイルス対応宿泊療養施設への出務要請について

多くの仲間が最前線でコロナウイルスと闘う中、同じ看護職としてそうした仲間や県民の安全を守るために、協力すべきであることには異論はない。

ただ、実施に当たっては下記の点について考慮すべきである。

1．看護協会の職員への対応について

1）本件に係ることは雇用契約にはないことであり、強制ではなく要請であること。

（1）職員の中には高齢者と同居している者もおり、それぞれの家庭の諸事情を尊重し、本人の同意を得ることが前提である。

2）派遣職員に対する保証を明確化すること。

（1）就業に関する報奨、保証、勤務条件（勤務日、時間、着衣等）等の詳細を示し、書面による同意を得る。

（2）感染の危険性は否定できないため、就業前に派遣職員が非感染者であることを確認する。

（3）万が一、派遣職員が感染した場合（派遣期間および当該業務を終了し3週間以内に）の保証を明確にする。

（4）勤務体制について、就業時間や期間が終了した後の対応を明確にする。

※他者への二次感染を防ぐために、勤務が終了してから一定期間は行動を制限すべきであると考える。

3）事務職員への保証を明確する。

（1）派遣職員だけでなく、協会に出務する事務職員においても二次感染の危険性は否定できないわけであり、そうした職員に対しても保証を明確化し同意を得る。

2．応援ナースの募集について

1）協会として公的に募集する

（1）協会職員が個人的に応援ナースの募集を行うことは、当該職員に道理的・心理的責任を負わせるものであり適切ではない。

（2）協会長はメディア等を活用し、看護協会がこうしたコロナ対策に積極的に参画する旨を報道し、協会として公的に応援ナースを募集する。協力者の自主的参加を求める。

※応援ナースの要請が県であるならば、知事より応援ナースの要請を行うべき。

2）募集の際、募集要件を明確にすべき。

（1）報奨、保証、勤務条件などの詳細を示し、書面による同意を得る。

新型コロナウイルス
療養者ホテルの支援に参加して

●

北川　芳美

3月末から4月初めにかけて、新型コロナウイルスの感染拡大が自分たちの身近にも迫ってきていることを感じた。病院で働く娘たちからも、新型コロナウイルス陽性者の受け入れが始まり、担当している看護師が自宅に戻らず賃貸アパートから通勤していることや、我が子に会えないため近くのビルから自宅を見ていることなど聞いていた。

そして、会長より陽性者のホテル療養の支援者としての参加を説明され、私たちにもとうとう出番が来たなと感じた。でもその時は不思議と大した不安はなく、医療機関での大変な状況が少しでも軽くなるのならと、そんなに深くは考えていなかった。

家に帰って娘たちに説明すると、私が感染することで自分たちが医療施設で働いていることや、孫が通っている小学校、保育園など多くのところに迷惑をかけることになるからよく考えるようにと言われた。

確かにそうだなとは思ったが、今さら後には引けない。看護協会の皆で参加するのだし、重症な方はホテルには来ないであろうし、ホテルで自立した生活のできる方が対象だから心配ないと、自分に言い聞かせた。

4月16日から十分な説明や準備がないまま、見切り発車したような状況で、ホテルで宿泊するのにまるでキャンプに参加するくらいのたくさんの荷物を担いでホテルに入った。

初回は夜勤からで、もう一人が2回目の参加ということで、説明を受けながらマニュアルを見て、こちらのほうが正しいのではないかと修正を加えたりしながら、理解するのに夜中過ぎまでかかった。

夜中の急変の呼び出しに備え、新しい白衣に着替えて、ベッドの上で持参したタオルケットにくるまれて横になったが、ほとんど眠れずに朝を迎えた。

医療施設から送られてくる入所者の方たちが車から降りて部屋までたくさんの荷物を自分で持って入る姿に、病院の入院時なら荷物を持ってあげられるのにと思ったり、エレベーターへの道順や部屋の鍵の説明をするのに距離をとることに抵抗を感じたりしながら見送っていた。その後は電話だけでのやり取りで、入所者の皆さんとのコミュニケーションを図るだけであった。

ホテルでのPCR検査が始まり、入所者の皆さんの姿を目にする機会があり、安堵したりすることもあったが、入所者が高齢者であったりすると、洗濯等の日常生活が制限されたた空間の中で大丈夫かなと気がかりでもあった。

また、PCR検査が陰性になることを目的に入られた皆さんなので、検査結果で陽性が続き入所期間が長くなってくると精神的な支援が必要となってきた。直接面と向かってお話ができたらと思うことも多々あった。心に寄り添った看護はあまりできていなかったと思う。

5月になってレッドゾーンでの活動が解消されたり、感染状況が落ち着いてきたりすると、気持ちにも余裕が生まれてくるのがわかった。私は看護師を定年退職してから、今回参加することになったが、新たな看護について学ぶという貴重な機会をいただけたと考えている。

ホテルから病院への
帰院事例報告書

【病状悪化で病院へ戻った事例】

4月○日
ホテル入所時健康状態に異常なし。

4月○日 +1日
午前の状態確認時、息苦しさ（SPO2 92%、P92）出現したため看護師は深呼吸を促し状態を確認、随時、医師に報告。1時間後の状況は SPO2 93%、P92回、呼吸状態は良くなったが、座位にはなれない状況であった。PM 喘息発作様の呼吸状態を訴えたため、医師が調整本部に連絡。自衛隊の車で病院に搬送した。

第8章

感謝の会

式次第

6月3日、青空ハウスの最後の患者さんを拍手で見送ることができ、看護師たちの活動はようやく終了。同月22日には、それを祝して感謝の会を開催する運びとなりました。下記に、その時の式次第を掲載します。

日　　時　　令和2年6月22日（月）13時30分～15時50分
総合司会　　小林専務理事

時　間	進　行	内　容
13時30分	開会の言葉（専務）	自己紹介・本日の目的
13時32分	感謝の歌　YouTube	① ABBA 手洗いソング（ダンシング・クイーン） ②ダカーポ　野に咲く花のように
13時40分	感謝の言葉（会長）	①お礼 ②今後の予定
13時50分	支援活動の総括（中出）	
14時05分	休憩	
14時15分	支援活動の感想（進行：中出）	・スピーチ（1分程度） 　参加動機や支援を通しての感想
14時55分	支援者への謝金等 について （事務局・旅行会社）	①支払い方法等 ②県民向け県内宿泊応援事業の参加について
15時30分	閉会の言葉（塩村）	
15時35分	写真準備	
15時40分	写真撮影	
15時50分	終了	

感謝のことば

小藤　幹惠

　本日は感謝の会にお集まりいただき、ありがとうございます。青空ハウスは4月16日から6月3日までの49日間、延べ116名の方が入院治療の後、臨床症状軽快の判断を受けて、PCR検査で陰性結果が2回出るまでの期間をお過ごしになる療養の場所として機能しました。

　当初の何よりもの課題は、陽性判明後の入院待機期間の短縮、あるいは入院待ち患者数のゼロ化が急務でした。と申しますのも、急速な陽性者の増加、急速な重症化への転帰、病状等に応じた病床への入院調整の難しさが連鎖していることにありました。一方で、軽症や無症状、あるいは早期に軽快して陰性化を待つのみの患者も多数いたことの解決策として、3月後半頃より国内的に宿泊療養を検討していました。

　このような待ったなしの状況でも、ホテル提供者を探すなど、行政の準備には時間がかかります。また、ホテルの医療従事者等にとっては、おそらく人生、命、家族をかけての覚悟を持ちながらも、この世界規模の危機における必要物資不足を背景にした切迫感に押しつぶされそうになるくらい、困難の多い道のりでした。とりわけ、常駐し継続するすべての医療・生活側面に関与する看護職員に協力を求めることが可能かが施設開設の最大の課題でした。療養患者が安心して回復に向かうことができるための看護体制を築くには、そのような心身の準備と維持ができる多くの看護職の参入を必要とします。

　この窮状については、どの医療機関もどの看護の職場も悲鳴を上げながら耐えて頑張っているところでしたので、呼びかけに応じて支援に参じていただいた皆さまには、深く深く感謝と

お礼を申し上げます。当時の呼びかけは、困っている方々の役に立ちたいという人本来が持ち合わせている心情のみに対してでありました。その他のこと、例えば時給はいくらか、休暇はどうなるのか、本当に他にできる人はいないか等は明示できるものがありませんでした。もし罹患したら、国民の一人として相談、検査、入院治療を受けることを約束しているという保証だけでした。

　しかし、61名もの方々から連絡がありました。思い返しても泣けてくるものがあります。6月3日までの間には、21名の支援者によって、負担の軽減が図られ、良い運用ができました。一方で、ナースセンター事業による受け皿と、緊急臨時の雇用を求める施設への紹介も多少はできました。

　その後、行政とも緊密な連携を取りながら、給与に相当するものの構築や、罹患時の国の労災としての考え方の適用、保険会社との協議による保証を行ったことにより、体制を整備できました。本日は、ようやく形にすることができたこれらについてご連絡するとともに、志が高く、この医療に参画していただいた皆さまを労い、ウィズ・コロナ時代の本格的な到来に向けて、この経験を共有して力として蓄え、また互いの健闘を称え、社会が笑顔と温かさで満ちあふれるような道のりを歩む出発の日となればと願うものです。

　皆さまには、このたびは本当にお世話になりました。ありがとうございました。そして、この後もどうぞ、お力を貸していただけますようお願い申し上げます。

青空ハウスにおける看護（特に遠隔看護）についての報告用資料（抜粋）

青空ハウスでの看護は、通常の看護とは違って、患者さんと直接対面することができないという制約がありました。もちろん看護師たちには「遠隔看護」の経験はありません。感謝の会では、今回の看護（主に遠隔看護）についての報告を行いましたが、その時に用いた資料を掲載します（本書掲載の他資料と重複するシートは除く）。

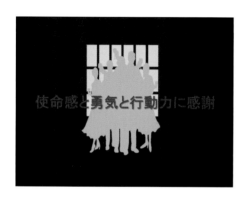

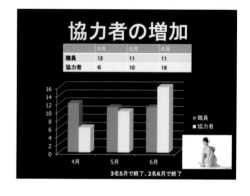

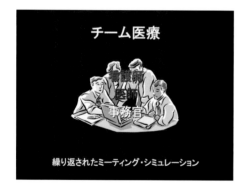

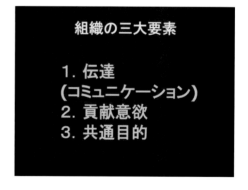

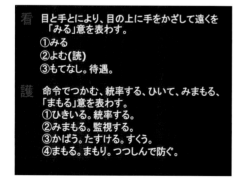

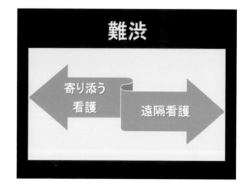

勝手に、遠隔看護と
称したけれど・・・。

沖縄看護大学や長野看護大学等で、かなりの能力を要すると研究済み。

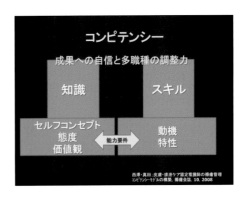

コンピテンシー

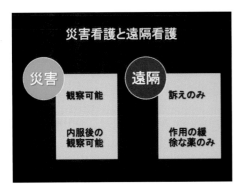

災害看護と遠隔看護

青空ホテルでのできごと集

月日	内容	対応
4月19日	駐車場まで迎えに出る時物が多く封筒が持てない状況だったので側に寄り、袋の中にお箸を入れる手伝いをする。	対面なしの行動が身についていない
5月1日	朝の健康観察確認後、怒っておられた。看護師の対応が悪い事実!電話があった。再度電話すると、怒られたか伸…聞き事憶えたというら、自分のことばかり◯◯ないので危ないと思ういる。ちゃんと外見えていない。甘でして、その症状は、治まっている。電話しでやむなく、体調にいた病院に戻ったが、ここも対応できていないで、徹底に立って来し。	別看護師が対応し、落ち着いた。
5月3日	入所3日目なのか、水が少ないなど、イライラしている。 伝でいる◯◯の訴えが増える	
5月8日	入所7日目、流量等を配置に記録希望、ウイルス拡散防止のための荷物を多くる、開さんて、5月9日分に置くに、看さんから連絡確認的に交換する。	
5月8日	入所 8日目◯◯後、右膝裏に白いブヨブヨした境ができている!	事務・担当医と対応した。スマホで写真を撮り画像をメールで送っても…い画像が不対応
5月13日	7・30に配膳のため室内にいるようにアナウンスがあるが、もっと朝7:30～8時頃がよしい。	14:00～14:30 19:00～19:30
5月14日	毎日PCR検査希望、ホテルの部屋が狭い部屋替え希望	
5月15日	自室の部屋の方が、部屋を出る際にドアを開ける時しにしている。	アナウンス時、自室を閉めって きドアを閉めて」き付け加えることした。
5月16日	入所4日目、PCRが陰性になった喜びを他室の夫に伝える為、隣を持たず加温をした。	他看護師2名で手当 追加て、スペアキー室確…是リネーを洗浄する名方法を対処した。
5月17日	◯氏 19時退所予定の方が退所時の確認できないうちに退所した。5月 1日初めての退所さんなのか。 慣れなかった。	社会健康性生の方に社保体確保体 頼をして頂いたが退室かれたようだった。
5月18日	YELありり4週間の過ごし方についての問い合わせ	
不明	朝の健康観察だけではなく、昼頃に致体のふあい／の言葉えただ状況確認する。 朝過ぎても2度に体の確認はできるなが夕方が怖って、私さが確認できていない。午後～翌朝に何か急変があっても、誰も私…つらない…いうことになっては、あ…ものではないか。	

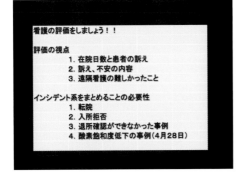

看護の評価をしましょう！！

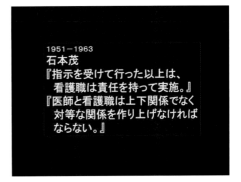

1951−1963
石本茂

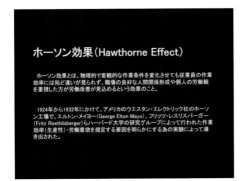

ホーソン効果（Hawthorne Effect）

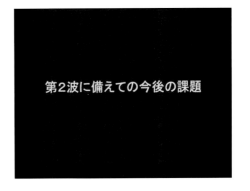

第2波に備えての今後の課題

地域の偏見の撤廃

自業自得

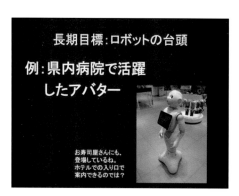

退院された方は、おそらくIgG抗体ができていて、安全な人‼

廃棄阻止

不要なウイルスへの恐怖から全てのものを感染性廃棄物にする必要はない‼

ハザードボックス1個7000円？

長期目標：ロボットの台頭

例：県内病院で活躍したアバター

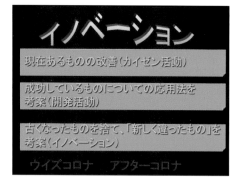

お寿司屋さんにも、登場しているね。
ホテルでの入り口で案内できるのでは？

ナショナルデーターベース（NB）の有効利用の時代

医療（病院・診療所・健診・検診・フィットネス・薬局etc）・
福祉・介護・行政・自分自身
みんなが入力、みんなが出力

それを実現させる時。

医師は、既に『いしかわ版ネットワーク』570施設と連携
青空ハウスでも活躍！
看護は、まだまだ、紙媒体。

イノベーション

現在あるものの改善（カイゼン活動）

成功しているものについての応用法を考案（開発活動）

古くなったものを捨て、「新しく違ったもの」を考案（イノベーション）

ウイズコロナ　アフターコロナ

福沢諭吉『学問のすすめ』

理屈のみでは駄目、実践→**実学**
どう活かすか！
自分の考えを相手に伝える。
演説＞文書

観察→推理→読書→議論→演説
識見＋行動力＝品格

短期目標：せめて、対面‼

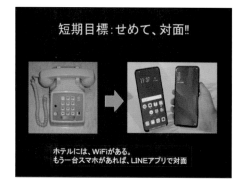

ホテルには、WiFiがある。
もう一台スマホがあれば、LINEアプリで対面

F. ナイチンゲール

最良の裁決をする人は、最も深く愛する人である。厳格さは決して神経質な苛立ちに変質してはいけない。あえて、孤立していなさい。

―リーダーシップ理論―

2020.5.12　ナイチンゲール生誕200年

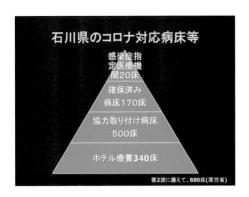

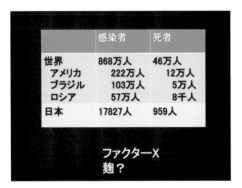

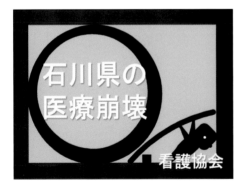

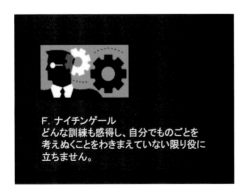

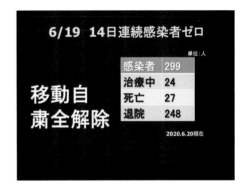

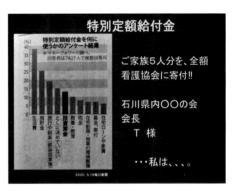

協力者たちの声

青空ハウスを支えたのは、協会職員だけではありません。外部の OB 看護師や潜在看護師たちの協力があったからこそ、最後まで組織が破綻することなく、円滑に運営することができました。協力者たちに今回の参加動機や支援活動の感想等をまとめていただいたので、以下にその文面を掲載します。

Aさん

参加動機：

　テレビのニュースで協会からの呼びかけの言葉を聞いて、私も何か役に立てることをしたいと素直に思いました。熱い言葉に心を打たれました！　こうやって人の心を動かすのは人の熱い心なんだなと思いました。

支援活動を通して感じたこと、
望むこと、今の気持ち：

・人の力ってすごいなと思いました。私が初めて青空ハウスへ行った頃には、仕事のマニュアルや環境整備がほぼできている状態でした。危険と隣り合わせでも、皆さんが覚悟を決めて努力して行動し続けているからこそ今があるのだな。ホテル内の物の配置や様々なマニュアルをゼロから作り上げられている……と思うと、本当に人の力ってすごいなと思いました。
・遠隔看護という直接接触せずに行う看護は難しいと感じました。しかし、実際には先輩方が状態確認をしている電話や放送だけで思いやりや温かさが伝わり、声だけでも寄り添えるのだなと感動しました。対面でなくとも、些細な言葉がけや相手を思いやった言葉がけなど、相手を思う気持ちが看護には大切なんだなと思いました。先輩方の言葉には、私にはできないアドリブ力やユーモアがあって、ぱっと雰囲気を明るく変えてくれました。

・新しいことやわからない未知の分野に関わることには勇気が要りました。勇気を持って今行動したことで、自分にも力になれることがあるのだと発見できました。

Bさん

参加動機：

　連日のコロナ報道で医療従事者が不足していると知ったので。

支援活動を通して感じたこと、
望むこと、今の気持ち：

　5月中旬から2回のみの支援活動しか活動できなかったので、ずっと支援活動されてきた先輩方にはただただ頭の下がる思いです。
　丁寧に指導していただきありがとうございました。
　新型コロナウイルス感染症、第2波の影響が最小限に抑えられることを強く願います。

Cさん

参加動機：

　自分でできることがあれば、お手伝いさせていただきたいと思いました。

支援活動を通して感じたこと、

望むこと、今の気持ち：

　初めての遠隔看護に戸惑いと不安がありました。話をしながら声のトーン、話し方、内容など限られたものの中から情報を集め、少しでも患者に寄り添えることができるよう努めました。新しい感染症ということで、自身の症状、隔離生活、社会復帰後の生活について、たくさんの不安を抱えている患者に対して、異常の早期発見、精神的援助がとても大切になることを改めて感じました。感染予防においては、ゾーニングの徹底、ガウンテクニック、手洗い、消毒など改めて勉強させていただきました。

Dさん

参加動機：

　何か役に立てればと思った。

支援活動を通して感じたこと、
望むこと、今の気持ち：

　療養者へのケアが放送と電話だけであったことに戸惑った。

　療養者の方へのパンフレットの中に、看護者としてのケアの内容がもう少しあったほうがよいかと思った。生活の仕方、清掃や洗濯の方法など、日常を過ごす手がかりのようなものがあってもよいかと。

Eさん

参加動機：

　微力ながら役に立てればと思いました

支援活動を通して感じたこと、

望むこと、今の気持ち：

・状況が落ち着いた時期からの支援だったので、特に困ったことはありませんでした。これまでにない医療や看護が必要となった時に、看護協会の役割の大切さを感じました。
・青空ハウスの場所は、療養者さんが外で散歩できるような郊外がいいなと思いました。
・療養者さんの水分摂取には、お茶より水の提供が適切だと思いました。
・感染予防として免疫力をUPするための食事や生活習慣の教育ができる看護師の育成が重要だと思いました。

Fさん

参加動機：

　新型コロナウイルス発生に対して病院での受け入れが難しい状態となり、他の都道府県等でもホテル療養が開始されているニュースを見て石川県の現状を心配した。そんな時に看護協会のホームページを見て、自分に何か協力できることはないかと思って連絡した。

支援活動を通して感じたこと、
望むこと、今の気持ち：

　療養者とは電話でしか関わることができなかったが、当初は世界中で大流行している未知のウイルスに対しての不安等が大きかった。検査で陰性が出ても本当に大丈夫なのか、家族にうつしてしまわないか等が心配で、電話でどのように会話をすればいいのかわからなかった。不確かな情報を伝えるわけにはいかないので、TVや新聞等で報道されている情報をもとに答えるしかなかった。不安に対しては、療養者の

思いの傾聴に努め、ホテル療養の他の不便な点や家族の話等の思いを確認した。特に療養日数が長くなってくるとストレスがたまり、どのように対応すればいいのか難しかった。

療養者の対象は異なるが、感染させやすい日数や重症化しやすい日数等、少しずつウイルスについてわかってきてからは、ホテル療養中の不安も軽減してきたのではないか。他者に感染させないためにホテルに閉じ込められているという思いから、自宅に帰れるようになるまで我慢してホテルで待つという思いに変わってきたのではないか。

現状としては治療薬や完全な予防方法がなく、できることはマスクや手洗い等の感染予防と、人との接触を減らすことくらいである。現在も飲食店や大勢の人が集まるところには制限がある。今後もさらなる流行の可能性があるので、未知のウイルスに対してどのように試行錯誤しているかという現状や、組織としての対応を知ることができた。

Gさん

参加動機：

3月に定年退職しており時間に余裕があったことと、失業給付範囲内であれば問題ないと思ったため。医療機関のひっ迫が少しでも緩和できるお手伝いができればと思い参加しました。

支援活動を通して感じたこと、
望むこと、今の気持ち：

初期に看護協会の方々がマニュアル作成等の土台づくりをしてくださったので、スムーズに活動に参加できました。日々、修正が加えられていったので、毎回手順等確認する必要はありましたが、県の職員の方々や医師とのミーティング等もあって共有することができたので、特に問題なく行えました。

勤務～勤務の間隔があくので、患者把握が不十分なまま健康観察することになり、本当に患者の不安や訴えにきちんと対応できていたのか反省しています。

入退所者が多かったり、入所者数が多いと業務に時間がかかりますが、逆に少ないと時間に余裕ができます。状況に応じて人数が加減できたらよいのではと感じました。
(例) 多い時　　半日～1日だけ増やす（日中）
　　少ない時　半日だけ減らす or 一人は自宅待機とする　等

ゾーニングの確保や配食、ごみ回収等が業者へ移行したことで、感染の危険もかなり軽減したと思います。安全に業務できることで、多くの人が支援に参加していただけるのではないかと考えられます。

災害支援ナース登録も各自の参加可能範囲で参加できるようにできればよいのではないかと思いました。未就業者、退職者の他、小規模病院や施設の方々でも広く募るのは可能でしょうか。

今後も短時間でもよければ支援に参加したいと思います。

今回の経験からマインドフルネス、メンタルヘルスケア、電話相談についても学び直したいと思いました。いろいろな支援の方法があるので、何らかの形でも協力できるようになりたいと考えています。

Hさん

参加動機：

　転居を機に看護職を退きましたが、看護の現場の危機的状況を友人、知人から聞いていたところへ、NHK でコロナ軽症者への協力の呼びかけを知り、もう一度看護に携わりたい、社会の役に立ちたいと思い参加しました。

Iさん

参加動機：

　協会勤務の友人から TEL がありました。

　定年退職後、コロナの影響で予定していたことが中止となっていたこと、病院など現場の看護師が大変であるとのニュースを聞き、今の私で役に立てることがあればと思い、参加することにしました。

支援活動を通して感じたこと、
望むこと、今の気持ち：
・協会の方たちが協会の仕事をしながら準備、実施されていることに大変驚き、協会の方の役割意識の高さを感じました。本当にお疲れさまです。
・準備段階に時間が取れなかったと聞き、最初の時期は毎日変更事項があっても仕方ないのではないかと考えています。
・協会の方と支援者の業務内容の理解の違いについて、どのようにしたらよいかと感じることがありました（協会の方の共通内容を時々来る支援者へ伝える方法）。
・5月に入ってのマニュアルはとても分かりやすいものでした。
・やってみないと現場の人の大変さがわからな

いと感じています（県の方、医師の方、ホテルの人やその他）。
・参加させていただき、いろんな方が協力してホテル療養ができていることを理解でき、少しだけでも役に立てたのならよかったと思っています（自分では役に立っている実感がないため）。また、役に立てることがあれば声をかけていただければと思っています。ありがとうございました。お疲れさまでした。

Jさん

参加動機：

4月　NHK「かがのとイブニング」でホテル宿泊療養者における看護師の要請情報を知る。
5/7（木）　再び NHK「かがのとイブニング」で看護師不足のために要請をしていたので一晩考える。
5/8（金）　看護協会へ TEL する。13時からオリエンテーションをするとのことで、応募する。

支援活動を通して感じたこと、
望むこと、今の気持ち：
6/1（月）　日勤１回の勤務でした。
・ホテルの出入口がわかりづらかった。
出勤時のホテル入口を探していると、警備員の方に声をかけられました。看護協会から宿泊療養者の看護に来た旨を申し出て、ホテル内に入れてもらえました。口頭のみで身分証明は不要な様子でした。
・宿泊療養者は６名でした。
１名、PCR 検査の陽性が続いている方から、電話による健康状態確認の際、不安の訴えがありました。声とバイタルサイン値をもとに、現

在の状態の判断が求められていることを知りました。
・今後退院した後の生活（仕事・家庭）はどうしていくのか。
・第2波、第3波への予防や早期発見・対応を注視しつつも、青空ハウスは今後どうしていくのか。

Kさん

参加動機：

　3月末日に海外より新型コロナウイルスの影響で緊急帰国し、自粛中に有資格者の私にできることは何かと考えた時に、少しでも医療従事者の一員として働きたいという強い思いが生まれたからです。

支援活動を通して感じたこと、
望むこと、今の気持ち：

　実際の現場で働いてみて、遠隔看護の難しさや電話対応のみで入所者と関係性を構築することに対しての歯がゆさを自分自身の中で強く感じました。入所者、そしてそこに関わる従事者の心身の安全を確保なければならない環境がゆえに、入所者にとっての過度なストレスや苛立ち、焦り、葛藤といった様々な感情を、私は電話での会話で幾度となく感じました。

　今回の機会は、看護師である自分自身にとって確実に忘れられない経験となり、医療者として働くこと、対面看護の大切さについて改めて考えさせられるものとなりました。

Lさん

参加動機：

　感染者の急激な増加で医療機関での診療、看護体制が危うい状況であることを感じていた時に、小藤会長から宿泊療養の支援について声をかけていただき、迷いはあったものの、少しでも最前線で働く看護師や医療従事者の助けになればと思い参加を決めた。

支援活動を通して感じたこと、
望むこと、今の気持ち：

　支援者として参加した時点では、いろいろな手順ができあがり、不測の場合の対応についてもチャート化されていたため、余裕のある時間帯にパートナーとシミュレーションを行いながら確認することができた。

　療養者が少人数となったことで、放送ではなく直接部屋へ電話で知らせる等、コミュニケーションの機会を増やすことができた。療養者自らが電話をかけるのは勇気が要ることだと考えるとよかったと思う。

　当初ハッピーエンジェルがレッドゾーンに入り、食事の配膳、回収を行っていた状況では時間的な余裕がなかったと思うが、療養者が病院から移動された日の夜には体温等についてうかがって、会話することで、療養者・支援者ともに安心できたと思う。

　また、会長がテレビを通し協力を訴えたことで、支援者数が増えたことはとてもよかった。周囲からは「手伝うんやろ」「頑張って」と声をかけていただけた。

　第2波、3波の時に、どのような支援の形になるかはわからないが、自分のできることは協力していきたいと考えている。

Mさん

参加動機：

　協会の方から連絡をいただき、自分にできることがあれば協力をしたいと思ったから。

支援活動を通して感じたこと、
望むこと、今の気持ち：

・患者の顔が見えないところでの看護は不安と緊張が大きく、電話での対応は受話器を置いてからも「これでよかったのかな」と心配なことがあった。

・電話対応している中で、「早く（家に）帰りたい」との気持ちが伝わってきたことで、ほとんど自覚症状のない患者がホテルの部屋で何日も過ごさなければならないことへの苦痛は、私たちにははかりしれないものがあることがわかったが、具体的にどんな言葉をかければいいかわからずに悩んだ。

・数日間ではあったが、私にとっては初めての貴重な経験であった。

Nさん

参加動機：

　新聞やテレビから医療のひっ迫状況が連日報道されていました。

　石川県看護協会が取り組まれようとしている活動について、協会長からの発表がありました。内容に強く賛同し、自分にもできることがあればと考え、参加しました。

支援活動を通して感じたこと、
望むこと、今の気持ち：

　電話での状態観察、聞き取りの困難さを感じ

ました。直接面談や応対したことのない患者（療養者）さんの情報は、災害カルテと申し送りで、「今までどんなに大変だったのだろう、家庭や仕事、社会への心配や不安、焦りで一杯だろう」等、心持ちを推しはかることしかできませんでした。体調悪化傾向や不良時は、電話していただくよう勧めましたが、遠慮がちな方がほとんどでした。声がけをしても安易な励ましにしかならないのではないかと悩みました。石川県民は礼節をわきまえ、辛抱強く忍耐強い方が多いと改めて感じました。継続観察が必要と判断した場合には、看護師の方から何度でも電話したほうがよいと強く思いました。

　また、開設時の困難さや大変さを想像し、先達への尊敬の念で一杯です。看護師2人で常駐するので、私自身の不安感を軽減することができました。白衣姿を常に見張られている感じがして緊張しました。素敵な仲間と活動できてとても嬉しいです。

　4月28日が初回の活動でした。その日に体調不良を訴えられた方が病院へ搬送され、再入院となりました。体調不良の原因（診断）等、その後の状況（結果）がわからなかったので、今後の参考にするために知りたいと思いました。

　感染性廃棄物（ミッペール）が大量にありました。その中に、私たちのいただいた弁当ガラや段ボールもあり、大変もったいないと思いました。感染性廃棄物をもっと減量でき、分別廃棄が公認されるよう、「新型コロナ感染症軽快者宿泊療養施設の廃棄物の廃棄基準」のようなものがあればいいと思いました。

　第2波、3波が来ても負けないぞという気持ちです。

Oさん
参加動機：

　開設前に参加の打診がありましたが、高齢の上、退職直後で体調不良もあり、いったんはお断りしたのですが、開設されたとの情報を知り、活動されていらっしゃる方々のご苦労を思うと、私でも何かお役に立てることはないかと考え、体調も徐々に回復し家族の後押しもあったことから参加することにいたしました。

支援活動を通して感じたこと、
望むこと、今の気持ち：

・感じたこと

　5月から参加させていただきましたが、看護協会の方々がしっかりと手順を作成してくださっており、緊張はありましたが、戸惑うことも少なかったと思います。

　新型コロナウイルスは未知のウイルスで感染状況がわからないだけに、自分が感染源になることで周囲に迷惑をかけてはいけないという思いでした。これまで以上にゾーニングの重要性、感染防御への対応の重要性を強く感じました。

　入所される方々は症状が落ち着いているとはいえ、患者さまであり、隔離状態の中で不安も強かったと思いますが、直接看護ではなく声のみでの遠隔看護でしたので、常に自分の対応はこれでよかったのかという気持ちでした。

　ホテルが大通りにあり、食事を運ぶ時や休憩室に行く時などはいったんホテルの外に出なければならなかったので、周囲が気になりました。
・望むこと

　ホテルの外を通っての出入りではなく、ホテルの中から行き来ができるとよいと思います。

　1階には手洗い場がホテル従業員の方の部屋

1カ所だけでしたので、手洗い箇所がもう少しあったらよいと思います。

　オリエンテーション時に、それぞれの防護具の着脱について（特にレベル）説明があるとよいと思います。
・今の気持ち

　未知のウイルスだけに当初参加することへの迷いはあったものの、数回だけでしたが今は参加できてよかったと感じております。

　体調が良ければ、また協力していきたいと思います。

　大変な時期に立ち上げから尽力してくださいました看護協会の職員の方々に感謝いたします。

Pさん
参加動機：

　コロナの感染状況については当初より常に気にかけていた。

　看護協会より、ホテル療養者に対応する看護師募集についての案内があり、躊躇せず要請に応じた。

　保健師、病院の看護師の状況を知るたびに、離職して時間が経った自分にはひっ迫した現場で勤務できる能力や体力には自信がないが、何か少しでもお役に立てることがあればと考えていた矢先だった。

　自分も十分高齢者で感染の危険性もあったが、基本的に患者と接触がなく、電話対応を主とする業務ということで安心感を持った。

支援活動を通して感じたこと、

望むこと、今の気持ち：

　館内は十分な感染対策（ゾーニングなど）ができており、医師・県職員・業者の方との連絡が取れていて、チームワークの良さを感じた。

　看護協会の方々は準備段階から大変な苦労の数々だったことがうかがえ、また日々、検討・工夫され続け、行動を可視化する姿勢には頭の下がる思いであった。

　私が支援活動をしていることを報道で知った複数の知人からは、「ありがたいことです。感謝です。頑張って」と励まされ、医療者に対する応援の気持ちがあふれていて嬉しく感じた。

自分が活動をしていた中で望むことは：

・当初に療養者の環境を詳細に知ることができれば、もっと理解を深められたと思うため、ホテルの3階以上の見取り図があればよかった。療養者には何がどのように設置配備されているかがわからなかった（エレベーター前のテーブルの配置、その周辺に設置してある物品［トイレットペーパー、ティッシュ、ティーバック等］、廊下に設置してある非常用の電話の場所等）。

・後日新たな階を準備開設する際に、見学する機会があり「あ〜こうなっているのか」とようやくわかった。

・原則、「朝の電話対応だけで必要に応じてその都度……」とあるが、眠前に日中から夕方の状況を確認して、「おやすみなさい」と声がけするとお互いに安心感がある（基本的に元気な方たちが対象とはいえ、一日に2回は把握したい）。

・閉塞感を強く感じ、クレーマーのように訴える方に対する対応について（傾聴をしながら、

納得していただける対応策をチームで共有する）。

・第2波の際はまた協力したいと考えている。

Qさん

参加動機：

　協会職員からの熱心なお誘いとコロナ流行で地域社会福祉活動が中止となり、微力ながらも宿泊療養支援の役に立てればと思い参加した。

支援活動を通して感じたこと、
望むこと、今の気持ち：

　感染リスクを最小限に配慮しながら、支援環境を整えてつくり上げていく過程に尽力された協会職員とともに、無事支援活動を終えることができてほっとしています。

　日々、事務担当者、担当医師と連携し、新たな疑問、問題点を即座に検討し、それぞれの役割を明確にして行動できたこと。

　携わる者が逸脱することなく情報共有できるよう、記録、報告を継続していたこと。

　何より協会職員がリーダーとして支援に携わっていたことは、不安緊張の中にいた私には心強い存在でした。

　顔の見えない、わずかな情報での電話対応は、相手の明るい声に安堵する一方で、抑揚のない淡々とした声には不安を感じましたが、そんな自分の思いを受け止めてくれる仲間に出会えたことに感謝しています。

Rさん

参加動機：

連日コロナ関連のニュースを目にし、少しでも自分にできることはないかと看護協会のホームページを開いた。

支援活動を通して感じたこと、
望むこと、今の気持ち：

私は5月1日から参加させていただいたので、マニュアルもできており、あまり戸惑うことなく活動することができた。それでも世の中全体が初めてのことに混乱しており、日々状況も変化していく中で、何が最善かをスタッフ全員が常に考えながら対応していたと思う。

療養者との関わりでやはり難しかったのは、電話対応で本当に体調や精神面の変化に気づくことができていたのかということだった。自分のことをとても細やかに積極的に伝えてくれる方はまだ把握しやすいが、遠慮したり、もともと多くを話さない方に関しては、少しの声色の変化や語尾に注意しながらの対応だった。

これまでの病棟業務ではバイタルの数値だけでなく、患者さんの顔色や表情、触れた感触等をいかに大切な指標としていたのか、改めて感じることができた。

今回の参加は私にとってとても貴重な経験になりました。特に後半は時間に余裕ができたこともあり、先輩方の人生観、看護観を聞かせていただくこともありました。とても興味深く、不謹慎かもしれませんが、楽しく参加できました。ありがとうございました。

Sさん
参加動機：
現役の医療従事者が懸命に業務に従事してい

る中、今の私に何かお役に立てることはないか考え、手づくりマスクを病院に持っていったり、差し入れしたりしていた時に連絡いただき即答しました。

支援活動を通して感じたこと、
望むこと、今の気持ちは：

連絡いただいてから活動を開始するまでの期間が長く、その後何の連絡もなく不安でした。活動開始になり、日数も少なく業務整理をしている中で活動することに感謝しかないですが、もっと達成感、お役に立てた感が得られる活動であったらと思いました。

第9章

寄せられた多くの善意に感謝

寄付一覧：県看護協会に温かいご支援を多数いただいております!

新型コロナウイルス感染症対策に以下のご支援品ならびに寄付金をいただきました。

4月15日㈬ 東洋羽毛北信越販売株式会社北陸営業所様より不織布マスクを寄贈していただきました（県内重点施設 13 カ所へ贈呈）

4月16日㈭ 株式会社山善様よりナースシューズを寄贈していただきました（ホテルでの看護従事者へ贈呈）

4月21日㈫ ナガイレーベン株式会社様よりワンピース白衣、ガウン試作品、リユーザブルマスク試作品等を寄贈していただきました（すべてホテルでの看護従事者等へ贈呈）

4月21日㈫ ヤギコーポレーション様より白衣を寄贈していただきました（ホテルでの看護従事者へ贈呈）

4月22日㈬ 匿名の男性の方が手づくりマスクを直接お届けに来られました（市内病院等へ贈呈）

4月22日㈬ 富沢様より郵便で洗えるマスクが届きました（市内訪問看護ステーションへ贈呈）

4月22日㈬ 匿名のご夫婦が N-95 マスクを直接お届けに来られました（重点施設へ贈呈）

4月23日㈭ 野々市市の佛田美奈様より郵便で N-95 マスクが届きました（市内重点施設へ贈呈）

4月23日㈭ 金沢市の匿名の男性の方がサージカルマスクを直接お届けに来られました（県内重点施設へ贈呈）

4月28日㈫ 金沢キッチン（金沢市清水町）の丸山郁夫様がメディカルマスクを直接お届けに来られました（県内訪問看護ステーションへ贈呈）

4月28日㈫ 羽咋市の 80 才の女性の方より郵便で手づくりマスクが届きました（県内訪問看護ステーションへ贈呈）

4月30日㈭ 金沢市の匿名の男性の方がサージカルマスクを直接お届けに来られました（県内病院および訪問看護ステーションへ贈呈）

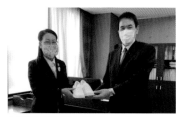
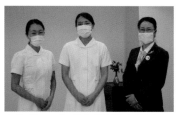
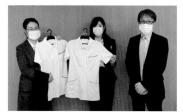

山善様から寄贈されたシューズ。　　ナガイレーベン様から寄贈されたワン　　ヤギコーポレーション様から寄贈された
　　　　　　　　　　　　　　　　　　ピース白衣。　　　　　　　　　　　　白衣。

4月30日㈭　金沢市の匿名の男性の方がサージカルマスクを直接お届けに来られました（県内
　　　　　　訪問看護ステーションへ贈呈）

4月30日㈭　匿名の方より小切手をいただきました（今後の感染症予防対策および協会運営に
　　　　　　大切に、かつ有効に活用させていただきます）

4月30日㈭　石川県歯科医師会様がN-95マスクを直接お届けに来られました（市内重点施設
　　　　　　へ贈呈）

5月 7 日㈭　日本珈琲文化学会廣瀬会長がドリップバッグコーヒーを直接お届けに来られまし
　　　　　　た（県内各所に贈呈）

5月 7 日㈭　富沢様より郵便で3D立体マスク等が届きました（県内各所に贈呈）

5月 7 日㈭　金沢市の匿名の女性の方より宅配便でマスク、除菌グッズ等が届きました（県内
　　　　　　訪問看護ステーションへ贈呈）

5月 8 日㈮　飴の俵屋様が飴を直接お届けに来られました（県内病院・保健センターに贈呈）

5月11日㈪　匿名の方より宅配便で感染防疫セットが届きました（市内重点施設へ贈呈）

5月11日㈪　匿名の方が不織布マスクを直接お届けに来られました

5月14日㈭　田渕様より宅配便で医療用マスクが届きました（県内重点病院へ贈呈）

5月14日㈭　プラス・ケア株式会社様より宅配便で不織布マスクが届きました（県内重点病院
　　　　　　へ贈呈）

5月14日㈭　株式会社吉岡徳仁デザイン事務所様より宅配便でフェースシールドが届きました
　　　　　　（県内重点病院へ贈呈）

5月15日㈮　株式会社ファンケル様より宅配便でクレンジングオイルを寄贈いただきました
　　　　　　（県内病院・訪問看護ステーション等へ贈呈）

5月18日㈪　金沢市様から看護協会活動の支援として交付金をいただきました（今後の感染症
　　　　　　予防対策および協会活動に大切に、かつ有効に活用させていただきます）

5月21日㈭　三友化工株式会社様がフェースシールドを直接お届けに来られました（市内重点施設
　　　　　　へ贈呈）

5 月 21 日㈭　「ののいち はなこ」さんと名乗られる女性の方お二人がキッチンペーパーでつくったマスクと携帯用レインコートを直接お届けに来られました

5 月 26 日㈫　金沢市の匿名男性の方より寄付金をいただきました（今後の感染症予防対策および協会活動に大切に、かつ有効に活用させていただきます）

6 月 1 日㈪　かがやき西田鍼灸接骨院（金沢市彦三町）の西田様が楽天ポイントで交換した雨合羽を直接お届けに来られました（県内訪問看護ステーションへ贈呈）

6 月 1 日㈪　赤丸様が県のマスク購入券で購入したマスクを直接お届けに来られました

6 月 1 日㈪　鳴和プラスティック（金沢市）様が金大附属病院の看護師の意見を取り入れて開発したフェースシールド（バンドタイプとマスクタイプ）をお届けに来られました（市内重点病院へ贈呈）

6 月 3 日㈬　看護協会郵便受けに寄付金をいただきました（今後の感染症予防対策および協会活動に大切に、かつ有効に活用させていただきます）

6 月 3 日㈬　金沢市の匿名親子の方からお振込いただきました（今後の感染症予防対策および協会活動に大切に、かつ有効に活用させていただきます）

6 月 16 日㈫　匿名の方からお振込いただきました（今後の感染症予防対策および協会活動に大切に、かつ有効に活用させていただきます）

6 月 22 日㈪　匿名男性の方より高松ぶどうをいただきました。依頼を受けた青果店堀他様が、20 日の初競りで最高ランクの「特秀」2 箱を競り落とし、届けてくださいました（同日開催の宿泊療養施設支援者感謝会で振る舞われました）

6 月 26 日㈮　石川県菓子工業組合様より氷室饅頭を寄贈いただきました。（生もののため、協会職員および同日開催の理事会メンバーに振る舞われました）

6 月 27 日㈯　看護協会郵便受けに布マスク等を投函いただきました

7 月 7 日㈫　金沢市の医療機関様が寄付金を持参されました（今後の感染症予防対策および協会活動に大切に、かつ有効に活用させていただきます）

7 月 13 日㈪　金沢市在住の 4 人家族の方々が直接寄付金をお届けに来られました

8 月 4 日㈫　生命保険協会石川県協会様から生命保険福祉募金の贈呈を受けました（今後の感染症予防対策および協会活動に大切に、かつ有効に活用させていただきます）

8 月 7 日㈮　金沢工芸協会様が寄付金を持参されました（今後の感染症予防対策および協会活動に大切に、かつ有効に活用させていただきます）

八十路ばあばの会のメッセージ

●八十路ばあばの会様より、50枚ほどの手づくりマスク入りの小包を、3月から6月の間に11回ご送付いただきました。

はじめて小包が送られてきた日、達筆な文字でのエールと「看護師の子どもたちに」とのメッセージがあり、かわいい色柄で一点ごとに工夫の凝らされたものを50枚近く目にして感激しました。すぐにどのように会員に配ればよいかを話し合い、ホームページで知らせるとともに、近隣の医療施設等に連絡しました。電話の向こうの看護部長さんたちが「心が温かくなる」「お気持ちがうれしい」等、温かい励ましであることを口にされました。マスク用の布もひもも、ゴムもどこにも売ってさえいない時でした。

その後も、次々とお送りいただき、多くの看護職の子どもさんたちに行き渡りました。本当にありがとうございます（会長談）。

以下は、送付の際に記されたエールの文面です。

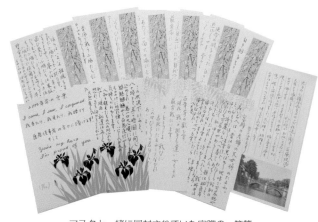

マスクと一緒に同封されていた実際の一筆箋

おどろおどろしき空にあなたたちは映っています。ひなたちに一枚でも多くマスクが届きますようにひと針ひと針祈り感謝を込めてまいります

初　回　前線で戦う小鳩たちに少しでもエールを送ります。この状況下にそれでも毅然と働き続ける白き小鳩たちを誇りに思います。
　　　　能わざるに非ず為さざるなり
　　　　いとせめてお子ちゃまが笑顔でいってらっしゃいと言えますよう、マスクに思いを込め　　　かしこ

第2回　ごく自然に最前線にむかう小鳩たちにエールを送ります。
　　　　フランス市長のバルコニーからの拍手が聞こえますか
　　　　私たちもそこにいます　ブラボー！

第3回　白き羽を持ったりんとした小鳩。世界中にどれほどいるのでせう

第4回　使命の羽を持った白き小鳩たちよ逃げもせず堂々と立ち向かっていくその姿は輝いています
　　　　バルコニーでフランスのお子ちゃまは僕たちは元気だよ！　とエールを送りそして貴方たちの羽のもと老いたる者とあちこち天を仰ぎ祈り拍手してをり

第5回　いつもひびわれた手の小鳩たちを誇りに思います　満開の桜のように芥のこどもから我々弱気ものを覆い隠してくれています　ありがとう
　　　　いとせめてお子たちとひととき温め見守らむとこそ思ふ

第6回　あたり一面火の海に次から次へと飛び込んでいく白き小鳩たちよ
　　　　使命の羽を持った小鳩たちよ
　　　　断じて動じない強い意志は私たちの誇りです。清き宝です。どうぞ心安らかにすこやかな日が来ますように

第7回　看護協会を支えてくだすっているナースの皆さま　戸惑ふ小鳩たちを一心に守り指導してくだすっている方々に抗菌マスク他を使っていただきたく、遅

くなりましたがお送りいたします。
私ども心はともにあります。
院内に待った！　がかかりました布マスク是非　事務、通勤、プライベートにお使いくださいませ。
京都の老舗の大女将のたまう。
若いお人は、昔は白黒ばかり地味で可愛想やと、思うたはりますけど、わたしら昭和のはじめ、綺麗なおべべ着てあちこち行って、何にも可哀想やあらしません。親は眼医者どしたし、私、ゆうとこきかしまへんし。
戦争時は、しんどおしたけれど、終わりましたなあ。
終わりは来ますよってに、辛抱して待ちなはれ、生きていたら楽しおす。
幸せは格別どす。ちょっとの辛抱や待ちなはれ。
八十路は九十九髪にひれ伏します。
合点・合点！　然りどす！

第8回　後ろはいよいよ離脱を余儀なくされた小鳩たちで一杯です。嗚呼何ということでせう。巷では辛き流言飛語が飛び交ひ、小鳩たちは果敢にそれでも立ち向かう。どうぞこの力強き使命を持った小鳩たちをお守りください。
小鳩たちに抗菌マスクを装備しました、野々市のジェシカのデザイナーズマスクです。翼のチャームはばあばたちの祈りのあかし

第9回　いとどしき風に正しく恐れ匍匐前進する医療従事者の方々皆様お祈り申し上げます
百年前の歌です。
　現在、戦いの相手も違い女もその最前線にいます。
　あゝをとうとよ、戦ひに
　君死にたまふことなかれ
　この世ひとりの君ならで
　あゝまた誰をたのむべき
　君死にたまふことなかれ（抜粋）

祈るしか術はありません。小鳩たちとそのひなたちをお守りください

第10回　2000年前の言葉
I came、I saw、I conguered
我来たり、我見たり、我勝てり
医療従事者の方々に捧げます
そして
You're my hero I'm proud of you

第11回　この状況下にふと。
八十路とて、真っ暗闇に閉じ込められ、鬼一口の心境になります。
魑魅魍魎やら百鬼夜行やら、もののけに恐れ慄くいにしえの人の気持ちがわかります。
人知を超えたものへの恐れです。然し、現在、私たちは正しく恐れ、立ち向かうことができます。
天然痘も今は昔。ポリオとて然り。今この瞬間。逃げるなく果敢に最前線で戦っている小鳩たち、かまってか我々の希望です。枕草子にある「ありがたきもの」なのかもしれません。

80歳のばあさんのメッセージ

●80歳のばあさん様から、手づくりのマスクをたくさんお送りいただきました。ありがとうございます。添えられていたお便りです。

先日の小藤会長さんのテレビ放送を聞き、医療現場の大変さを痛感しました。私に何かお手伝いできないか……。
せめて働く方々、そのまわりで手助けしている方々が使ってくだされればと思い、持ち合わせの布を使って娘と共同で手づくりのマスクを作りました。
大小種々、柄種々、上手なものでないですが、使ってくだされば幸いです。

第10章

看護師用の各種書類・帳票

新型コロナウイルス宿泊療養所勤務表

令和2年4月 青空ハウス チームハッピーエンジェル 担当表

勤務時間　　□ 8時30分～17時00分　　● 16時30分～9時00分　　□ 初めての勤務　（支援者）

No.	氏名	区分	16木	17金	18土	19日	20月	21火	22水	23木	24金	25土	26日	27月	28火	29水	30木	日勤	夜勤
1	A	予定	□◑	●		□			□	□			◑	●	□			5	4
		実績	□◑	●		□			□	□			◑	●	□				
2	B	予定	□◑	●			◑	●							□			2	4
		実績	□◑	●			◑	●							□				
3	C	予定			□	◑	●		◑	●	□		◑	●			◑	2	7
		実績			□	◑	●		◑	●	□		◑	●			◑		
4	D	予定		□	◑	●	◑	●	◑	●						◑	●	1	8
		実績		□	◑	●	◑	●	◑	●						◑	●		
5	E	予定			□		□			□			□					4	
		実績			□		□			□			□						
6	F	予定				◑	●	□			□	◑	●			□		3	4
		実績				◑	●	□			□	◑	●			□			
7	G	予定	◑	●			◑	●		◑	●				◑	●			8
		実績	◑	●			◑	●		◑	●				◑	●			
8	H	予定			□		□			□			□		□			5	
		実績			□		□			□			□		□				
9	I	予定	◑	●	□	◑	●							◑	●		◑	1	7
		実績	◑	●	□	◑	●							◑	●		◑		
10	J	予定					□				□	□					□	4	
		実績					□				□	□					□		
11	K	予定		◑	●		◑	●		◑	●				◑	●			8
		実績		◑	●		◑	●		◑	●				◑	●			
12	L	予定		□			◑	●		◑	●				◑	●		1	6
		実績		□			◑	●		◑	●				◑	●			
13	M	予定							□				◑	●				1	2
		実績							□				◑	●					
14	N	予定									□				□			2	
		実績									□				□				
15	O	予定														□	□	2	
		実績														□	□		
16	P	予定									□							1	
		実績									□								
17	Q	予定											□					1	1
		実績											□						
18	R	予定													□			1	
		実績													□				
	日勤者数		2	2	2	2	2	2	3	2	3	3	2	3	3	3	2	36	58
	夜勤者数		2	4	4	4	4	4	4	4	4	4	4	4	4	4	4		

看護管理日誌

	会長	専務理事	理事	担当

ホテル新型コロナウイルス対応　　　　　　**看護管理日誌**

令和　年　月　日　曜日　　　　　　　　　天候

			勤務者	日勤	体温	夜勤	体温
PCR検査状況		PCR検査人数	看護師氏名				
		名	看護師氏名				
転入出			医師氏名				
転入（日勤）　名		転出（日勤）　名	事務氏名				
転入（夜勤）　名		転出（夜勤）　名					

転入者氏名	年齢	性別	転入時間	転出者氏名	年齢	性別	転出時間	引継ぎ事項

※通常は、2検　要注意入所者4検　　　　　　　　　　　　　　　　　　　　　　　　　　　（名）

時間		入所者数	男性	女性	90代以上	80代	70代	60代	50代	40代	40未満	机清掃サイン
17:00	人数											

日勤サマリ

時間		入所者数	男性	女性	90代以上	80代	70代	60代	50代	40代	40未満	EV,机,床清掃サイン
0:00	人数											

夜勤サマリ

公益社団法人石川県看護協会

職員の体調チェックリスト

職員氏名	月 日 日勤	月 日 日勤	月 日 夜勤	月 日 夜勤	月 日 日勤	月 日 日勤	月 日 夜勤	月 日 夜勤	月 日 日勤	月 日 日勤	月 日 夜勤	月 日 夜勤	月 日 日勤	月 日 日勤
体温	℃	℃	℃	℃	℃	℃	℃	℃	℃	℃	℃	℃	℃	℃
呼吸器 咳嗽	無・有	無・有	無・有	無・有	無・有	無・有	無・有	無・有	無・有	無・有	無・有	無・有	無・有	無・有
息苦しさ	無・有	無・有	無・有	無・有	無・有	無・有	無・有	無・有	無・有	無・有	無・有	無・有	無・有	無・有
のどの痛み	無・有	無・有	無・有	無・有	無・有	無・有	無・有	無・有	無・有	無・有	無・有	無・有	無・有	無・有
鼻水・鼻汁	無・有	無・有	無・有	無・有	無・有	無・有	無・有	無・有	無・有	無・有	無・有	無・有	無・有	無・有
その他 倦怠感	無・有	無・有	無・有	無・有	無・有	無・有	無・有	無・有	無・有	無・有	無・有	無・有	無・有	無・有
味覚・臭覚異常	無・有	無・有	無・有	無・有	無・有	無・有	無・有	無・有	無・有	無・有	無・有	無・有	無・有	無・有
下痢	無・有	無・有	無・有	無・有	無・有	無・有	無・有	無・有	無・有	無・有	無・有	無・有	無・有	無・有
その他														

患者の体調記録（朝・夕）

号室

1日2回（朝・夕）ご自身の体調について、記録してください。

体調記録（朝）

月　日（　）　　　時測定

SpO₂（酸素飽和度）：　　　％

体　温：　　　．　　　℃

症状		
せ き ：	あり	なし
痰（たん）：	あり	なし
倦怠感（けんたいかん）：	あり	なし
息苦しさ ：	あり	なし
鼻 汁 ：	あり	なし
のどの痛み：	あり	なし
食欲不振 ：	あり	なし
吐き気 ：	あり	なし
下 痢 ：	あり	なし
関節痛 ：	あり	なし
その他 ：	あり	なし

体調記録（夕）

月　日（　）　　　時測定

SpO₂（酸素飽和度）：　　　％

体　温：　　　．　　　℃

症状		
せ き ：	あり	なし
痰（たん）：	あり	なし
倦怠感（けんたいかん）：	あり	なし
息苦しさ ：	あり	なし
鼻 汁 ：	あり	なし
のどの痛み：	あり	なし
食欲不振 ：	あり	なし
吐き気 ：	あり	なし
下 痢 ：	あり	なし
関節痛 ：	あり	なし
その他 ：	あり	なし

部屋の使用簿　　日勤者は●●●（更衣室）使用、シャワー時は●●●or●●●o●●●のバスを使用する。

記載要領
・シャワー使用は△、宿泊使用は○を記入
・なるべく、かたよらないように部屋を使用（排水管を流す目的）

部屋番号		●●●	●●●	●●●	●●●	●●●	●●●	●●●	●●●	●●●更衣室	●●●	●●●更衣室	●●●ダブル	●●●更衣室	●●●ダブル	●●●男性
1日	月															
2日	火															
3日	水															
4日	木															
5日	金															
6日	土															
7日	日															
8日	月															
9日	火															
10日	水															
11日	木															
12日	金															
13日	土															
14日	日															
15日	月															
16日	火															
17日	水															
18日	木															
19日	金															
20日	土															
21日	日															
22日	月															
23日	火															
24日	水															
25日	木															
26日	金															
27日	土															
28日	日															
29日	月															
30日	火															
31日	水															

第11章

患者用の書類一式

入所する方に向けての事前配布資料（医師から患者へ）

かならず最後までお読みください	医療機関様は患者様へ本紙をお渡しください

宿泊施設へお越しなる方へのご案内

石川県

1　はじめに

　石川県では、新型コロナウイルス感染症で入院している方のうち、症状が安定している方を対象に、一時的に過ごしていただくための宿泊施設をご用意いたしました。

　この案内は、宿泊施設に入所する前に生活のイメージ等ができるように、参考になる情報を簡単にまとめたものです。必ずお読みいただき、事前の準備にご協力いただきますようお願いいたします。なお、施設の利用については、費用の負担はありません。

2　宿泊施設について

　施設名：東横ＩＮＮ金沢兼六園香林坊

　所在地：〒920-0961　金沢市香林坊２－４－２８

3 宿泊施設での生活について

〇1人1個室（バス・トイレ付き）で生活していただきます。**滞在中は施設の外に出ることはできません。**また、部屋には下記の備品・生活用品をご用意しております。

【主な備品・生活用品】

　テレビ、Wi-Fi、テーブル、イス、冷蔵庫、電気ケトル、ドライヤー、ボディソープ、シャンプー、リンス、スリッパ、マグカップ、ティッシュペーパー、トイレットペーパー、歯ブラシ、バスタオル（2枚）・フェイスタオル（4枚）、ナイトウェア、マスク、ペーパータオル、トイレ掃除シート、雑巾、スポンジ、ゴミ袋、洗濯洗剤、ハンガー

〇施設にはスタッフ（看護師含む）が常駐し、24時間対応いたします。

〇毎日4回（毎食前、就寝前）健康状態の報告を行っていただきます。

〇食事は1日3食提供します。

〇食物アレルギーがある方は、入所後に施設スタッフまで申し出てください。

〇滞在中は、飲酒及び喫煙（無煙タバコや電子タバコ等の火の使わない器具を使用した喫煙も含む）はできません。

〇食事の受け取りなど、部屋を出る際は、必ず手洗い及びマスクの着用をお願いします。また、部屋に戻った後も、手洗いを行ってください。

〇ご家族等からの差し入れ等については、宿泊施設のスタッフにお渡しください。スタッフが各部屋にお届けします。

【差し入れの方法について】

　①事務局に、事前に差し入れ日時の連絡

　　※車でお越しになる場合は、あわせて「車種、色」をお教えください。

　　※原則として、毎日9時〜16時までの受付となります。

　②ホテル到着時に事務局へ連絡

　③スタッフへ引き渡し

　④スタッフが各部屋へお届け（毎食時にお渡しします。）

　※お酒、タバコ、生もの（食中毒の恐れがあるため）は差し入れできません。

以上、詳細については、入所時に施設スタッフがご説明いたします。ご不便をおかけいたしますが、ご協力をお願いいたします。

ご自身で行っていただきたいこと

ご自身による感染防止

- 常に、マスクを装着してください。
- 室外では、ゾーニング(区域)の厳守をお願いします。(赤色の区域)をお守りください。
- 人と人との距離は、2〜4メートル開けてください。
- ポスターの通り、確実な石鹸での手洗いをお願いします。20秒を目安に。
- 確実なうがい(最初は、ブクブク、次にガラガラ)をしましょう。
- ごみは、袋を2重(一度縛った後にもう一回袋に入れて縛ってください。)
- 適宜の入浴(室内)は、清潔のみでなく、リラクゼーションにもなります。
- 繰り返しですが、1時間ごとの喚気をしましょう。
- 繰り返しですが、適切な室温・湿度の管理(エアコンの調整)重要です。

お　食　事

- お弁当とお飲み物を、受け取りに来てください。8時・12時・18時にエレベーター付近の机にご用意します(ご案内します)
- 食事前後の手洗いをお願いします。
- マスク着用し、他の方との接触を避けて取りに来てください。
- ゆっくり、よく噛んで食べてください。
- 食事に用いたものを、ナイロン袋に入れて、一回閉じます。もう一度ナイロン袋に入れて2重にしてください。
- ご案内する時間に、所定のところに置きに来てください。
- 食後の喚気・歯磨きをお願いします。

ご自身による健康管理

- 問診表の記載をお願いします。
- 7時・17時の体温測定・経皮酸素飽和度の測定をお願いします。
- 測定結果を『体調記録』へ記載してください。
- 翌日9時30分頃電話で、看護職がお伺いします。(測定結果と症状等)
- 室内での適度な体操やストレッチをしましょう。
- 1時間ごとの喚気(窓を15cm開けて10分間を目安にしてください。開閉にご注意ください。)と水分摂取をお願いします。
- 1時間ごとの手洗いとうがい(トイレの後、食事の前後、室外に出る前、帰った後)を徹底しましょう・食後の歯磨きも重要です。

ご自身による室内環境の整え方

- 避難経路を確認してください。
- すべて自力で行ってください。面会は禁止です。
- ベットメーキングもご自身で行なってください。シーツは、2週間使用していただきます。
- 掃除・洗濯も、ご自身で行っていただきます。水拭きでお願いします。
- 出たごみは、袋を2重一枚で、一回縛り、もう一度袋に入れて縛ってください。エレベーターの横のボックスに入れてください。
- リラクゼーションの工夫をしましょう。　音楽やテレビなどでご自由に。
- 1時間ごとの喚気をしましょう。
- 適切な室温・湿度の管理(エアコンの調整)(25℃65%)をお願いします。

ゾーニングについて

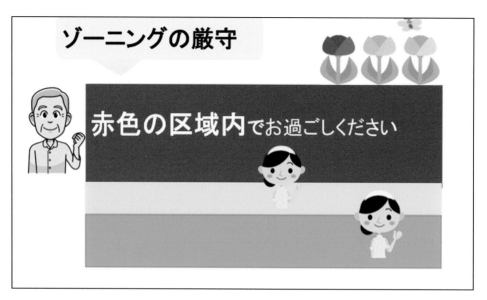

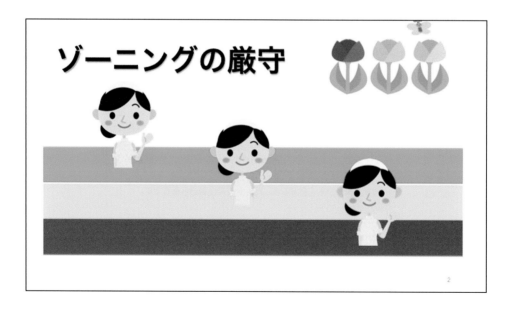

2020 ルールについて

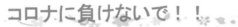

手洗い方法の説明

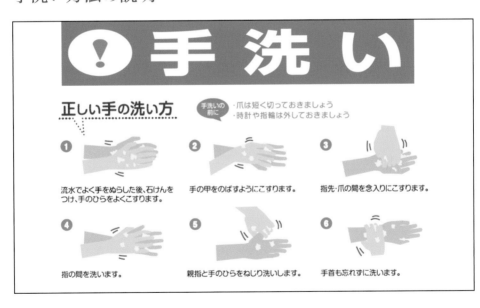

青空ハウスの患者データ

患者数の推移
(4/16 ～ 6/3)

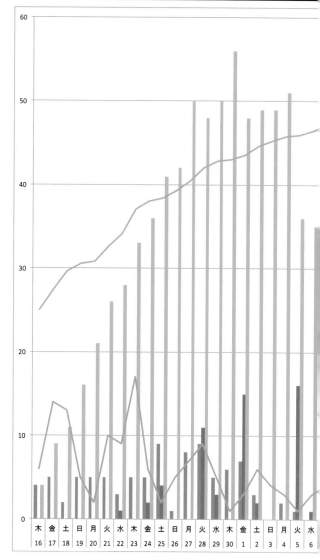

	16	17	18	19	20	21	22	23	24	25	26	27	28	29	30	1	2	3	4	
	木	金	土	日	月	火	水	木	金	土	日	月	火	水	木	金	土	日	月	火
入所数	4	5	2	5	5	5	3	5	5	9	1	8	9	5	6	7	3	0	2	
退所数	0	0	0	0	0	0	1	0	2	4	0	0	11	3	0	15	2	0	0	16
患者数	4	9	11	16	21	26	28	33	36	41	42	50	48	50	56	48	49	49	51	36
県内感染者数	6	14	13	5	2	10	9	17	6	2	5	7	9	5	1	3	6	4	3	
累計	146	160	173	178	180	190	199	216	222	224	229	236	245	250	251	254	260	264	267	268

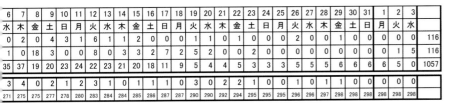

	6	7	8	9	10	11	12	13	14	15	16	17	18	19	20	21	22	23	24	25	26	27	28	29	30	31	1	2	3	
	水	木	金	土	日	月	火	水	木	金	土	日	月	火	水	木	金	土	日	月	火	水	木	金	土	日	月	火	水	
	0	2	0	4	3	1	6	1	1	2	0	0	0	1	1	0	1	0	0	0	2	0	0	1	0	0	0	0	0	116
	1	0	18	3	0	0	8	0	3	3	2	7	2	5	2	0	0	2	0	0	0	0	0	0	0	0	0	1	5	116
	35	37	19	20	23	24	22	23	21	20	18	11	9	5	4	4	5	3	3	3	5	5	5	6	6	6	6	5	0	1057

	3	4	0	2	1	2	3	1	0	1	1	1	0	3	0	2	2	1	0	0	1	0	1	1	0	0	0	0	0	
	271	275	275	277	278	280	283	284	284	285	286	287	287	290	290	292	294	295	295	295	296	296	297	298	298	298	298	298	298	

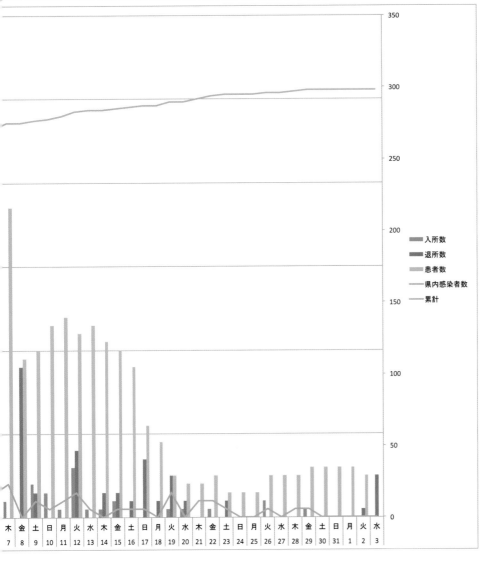

第13章

青空ハウス関連新聞報道

感染急増 急ぐ病床確保

新型コロナ 軽症者 ホテル療養へ

新型コロナウイルスの感染者が増加の一途をたどる中、感染者用の病床の確保が急務になっている。県内では129人（15日現在）が治療中で、現時点で入院可能な病床の170床に迫る勢いだ。一部の医療機関では、感染者の受け入れ態勢の拡充を進めており、県も軽症や無症状の患者にホテルで療養してもらえるよう調整を進めている。

（井美奈子）

患者の来院の制限や人間ドックの休止、入院患者との面会の禁止などを実施している。同院の岡田俊英院長は15日、「感染が拡大し、当院に対する責務は日に日に大きくなっている。この感染を乗り切り、高度急性期病院として県民の医療需要に全力で応えていく」とのコメントを発表した。

県は現在、陽性と判定された患者全員を病院で受け入れているが、感染拡大で

医師の判断の下、重篤化しやすい高齢者や持病を持つ感染者を除く、無症状や軽症者の受け入れを想定と交渉を進めており、受け入れ準備が整い次第、移送を始める方針だ。

金沢市内の宿泊施設などを、軽症者向けの療養施設として活用する準備を急いでいる。

金沢大病院 重症患者受け入れ

県内での感染者の拡大を受け、最前線となる各病院は対応に追われている。

金沢大付属病院（金沢市）は15日、重症患者の受け入れを開始。同病院は、県内に5か所ある感染症指定医療機関には含まれないが、県の要請を受け、一般病棟と分けた専用病棟に重症者を受け入れる準備を整えた。また、一般の患者に対し、診察日や入院期間の変更、最寄りの医療機関への受診を要請するなど、医療機能を一時的に縮小して対応に当たる。

感染症指定医療機関の一つ県立中央病院（同市）でも3月下旬以降、急増する患者への対応や感染症対策のため、急を要しない軽症患者への対応に当たる。

2020年4月16日付讀賣新聞

東横イン借り上げ

無症状、軽症者を移送

香林坊、きょうから

石川県は15日、無症状や軽症の新型コロナウイルス感染者の受け入れでビジネスホテルチェーン大手「東横イン」(東京)と合意した。金沢市香林坊2丁目の「東横イン金沢兼六園香林坊」を県が借り上げ、対象者は16日から順次移る。感染拡大が止まらない県内では、同市を中心に病床や医療従事者の負担が増しており、より症状の重い感染者の入院治療を優先することで医療崩壊を防ぐ。

県の人口10万人当たりの感染者数は都道府県別で東京、福井に次ぐ全国3番目の多さで、15日現在、12～3人で、肺炎の症状が出ている中等症は約40人とみられる。このうち約7割が金沢市の感染者だ。

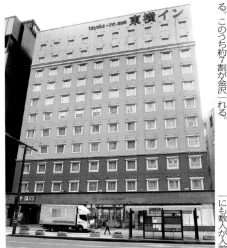

無症状、軽症の新型コロナ感染者が移る「東横イン金沢兼六園香林坊」＝金沢市香林坊2丁目

感染者のうち人工呼吸器などが必要な重症者は2、3人で、重症化リスクが高い高齢者、妊娠中の女性などは対象外となる。

それ以外の無症状者、軽症者のうち、病院から同ホテルに移るのは、医師が発熱や呼吸器症状を考慮し、入院治療が不要と判断した感染者。16日中にも数人が入院先から移る見通しだ。

同ホテルは11階建てで、感染者は4～11階の客室を1人1部屋利用する。建物内は感染症専門医と看護師の指導の下、医療スタッフと感染者の利用区域を分ける「ゾーニング」が徹底される。最大約340人が収容できるが、県は当面半分の規模で運用する模様だ。感染者の経過観察は、県

の要請を受けた県医師会、県看護協会の有志らが交代制で務める。現在、感染者の治療に当たっている医療機関からは人員を派遣できないため、県医師会は開業医や勤務医に協力を募り、県看護協会も退職者に復帰を働き掛けている。医師は1日1回の巡回のほか、電話での呼び出しなどに対応する。看護師は24時間体制で当面2人が常駐する。管理要員として県職員も常駐する。食事は弁当を配る。

者については、厚生労働省が2日、自治体の用意するホテル、自宅での療養を検討するよう都道府県などに通知。石川県の谷本正憲知事は9日、感染の長期化で病床数が不足する事態に備え、「医療機関とは別の受け皿を準備しておく必要がある」と述べ、ホテルとの交渉を進める方針を示していた。政府の緊急事態宣言の対象地域となった東京都や大阪府のほか、福井県などでも施設確保、軽症者や症状がない感染者の移送が進められている。

人口10万人当たりの感染者数（15日午後7時半現在）	
福井市	23.3
金沢市	20.1
東京	17.5
福井	13.1
石川	12.3
富山市	11.8
大阪	10.1
高知	8.9
千葉	8.6
京都	8.3
福岡	8.2
兵庫	7.8
全国平均	6.8
神奈川	6.7
岐阜	6.4
埼玉	6.4
沖縄	5.9
北海道	5.9
富山	5.7

□緊急事態宣言対象
□北陸三県

2020年4月16日付北國新聞

病床逼迫 移送急ピッチ

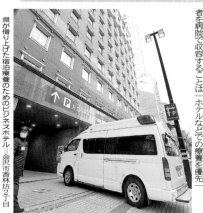

新型コロナ 借り上げホテルへ

1週間自宅待機の患者も

県内で新型コロナウイルスの感染者が急増し、患者を受け入れるベッドが逼迫している。23日までの県内の累計の感染者216人のうち、待機を含む入院者は160人に上り、県内22医療機関に確保した170病床の94％が埋まる計算だ。陽性判明後に病院の準備が整うまで1週間も自宅待機させられる患者が複数出ている。一方で感染者の7割は無症状か軽症で、県は医師の診断に基づき、借り上げたホテルへの移送を急ピッチで進めている。

ベッド94％埋まる

病床数の逼迫を受け、県は15日から「東横イン金沢兼六園香林坊」（金沢市）で無症状・軽症患者の受け入れを進めている。医師が症状を確認し、入院による治療が不要と判断した感染者が対象となる。ホテルは当面の収容者数を170人で運用しており、23日までに計32人が移っている。

患者のうち、人工呼吸器などが必要な重症者は4人、肺炎の症状が出ている中等症は50人程度という。県は、容体が急変する可能性のある重症・中等症患者に医療資源を投入するためにも、約7割を占める無症状、軽症者のホテル移送を推進する考えである。

待機中は電話で確認

現在は、感染が確認されると、「療養施設であるホテルに直接搬送されることはなく、いったん感染症指定医療機関や協力病院に入院する。感染者の病状や、病床の準備状況によっては、即日入院せず、数日間、自宅などで待機してもらう。中には、1週間程度待機した患者もいるが、その間は毎日、保健所職員が電話で健康状態を確認している。

ただ、自宅待機が長引くと、他県のケースのように容体が悪化したり、同居家族らへの感染リスクも増大する。北野喜樹健康福祉部長は22日の県議会厚生文教委員会で、「今後の感染状況によっては、症状が軽い患者には、直接ホテルに入っ

てもらうことも検討していく」との考えを示した。

現在ホテルには、感染者が急増する金沢市周辺の患者を主に収容している。県は感染状況を考慮し、能登地区や南加賀地区でも宿泊療養のためのホテルを借り上げるべきか検討する。

埼玉県では自宅待機中だった1人暮らしの50代会社員男性が死亡しており、感染者をいち早く医療機関につなぐことが急務となっている。加藤勝信厚生労働相は23日、自宅よりもホテルなどでの療養を優先

させる方針を示した。

「医療崩壊」につながりかねず、県は、無症状や軽症の場合は、医師や看護師が経過観察しているホテルに移送している。一方で、全ての感染者を病院で収容することは

県が借り上げた宿泊療養のためのビジネスホテル＝金沢市香林坊2丁目

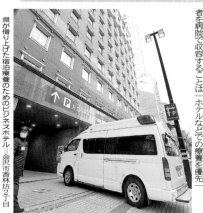

2020年4月24日付北國新聞

医療提供体制を拡充

ホテル借り上げ追加

医師、看護師ら宿泊費を助成

県は、新型コロナウイルス感染症緊急対策第3弾の4月補正予算案で、医療提供体制の拡充を進める。感染者の約7割を占める無症状・軽症者を受け入れるホテルを1棟追加して借り上げる費用を計上した。受け入れ人数は倍増し、約700室となる。最前線で治療に当たる医師や看護師らが、勤務する病院から近いホテルで泊まれるように宿泊費を助成する。現在も不足している医療資材の購入費用も盛り込んだ。

新型コロナの患者を受け入れる医療機関では、医師や看護師らが深夜まで勤務することも多い。家族への感染リスクを恐れて帰宅せず、仮眠室で過ごす医療従事者もおり、希望者にはホテルに宿泊してもらうことも多い。家族への感染リスクを恐れて帰宅せず、仮眠室で過ごす医療従事者もおり、希望者にはホテルに宿泊してもらうこと──

知事「選択肢の一つ」

病院経ず直接ホテル療養

感染した患者はいったん入院し、医師が病状を確認していた。24日の会見で谷本正憲知事は、感染が拡大すれば重症者らへの医療提供に支障を来すとし、「今後の推移によっては、医療機関を経ずに、直接ホテルで療養してもらうのも、選択肢の一つだ」と話した。

沢兼六園香林坊(金沢市)を新たな受け入れ先として東横イン金沢兼六園香林坊(金沢市)の1棟を借り上げた。最大340室を活用でき、医師や看護う計14億円を盛り込んだ。

にした。50人を想定して5400万円を計上した。県は無症状・軽症者の受け入れ先として東横イン金沢兼六園香林坊(金沢市)の1棟を借り上げた。最大340室を活用でき、医師や看護う計14億円を盛り込んだ。

師の人件費、患者の弁当代を含め、半年間で約7億円の経費を見込む。今後も感染者が増加して病床が不足する事態に備え、さらにもう1人の感染者を隔離しなければならない。本来なら収容できた病床数・収入との差額分として総額4億3200万円を支援する。

医療用マスクやフェースシールド、ガウンなどの防護具は22医療機関が3カ月間使用できる量を確保。高齢者施設など、社会福祉施設に配布するための消毒液も用意する。計3億4500万円を盛り込んだ。

民間検査機関「アルプ」(金沢市)と金大附属病院の協力で、退院時に必要なPCR検査を拡充するため6千万円を計上した。

した。
感染者が入院している12医療機関は、大部屋の病室で1人の感染者を隔離する──

県補正予算案の主な事業		
■ **医療提供体制のさらなる確保**		
▽患者受け入れ医療機関における防護具などの確保(1億円)		
▽同医療機関における病床確保(4億3200万円)		
▽無症状者や軽症者を受け入れるための宿泊施設の確保(14億円)		
▽患者の治療に携わる医療従事者の負担軽減(5400万円)		
▽入院医療費の公費負担(6億円)		
▽民間検査機関などを活用したPCR検査体制の強化(6千万円)		
▽社会福祉施設など各種施設における消毒液などの確保(2億4500万円)		
■ **県緊急事態措置に基づく徹底的な感染拡大防止**		
▽感染拡大防止協力金の支給(50億円)		
▽協力金などに関する問い合わせに対応する相談窓口の設置(500万円)		
■ **中小企業の事業継続と雇用の維持のさらなる強化**		
▽緊急特別融資制度(融資枠2500億円)の創設(20億7400万円)		
▽事業者向け支援制度の周知、個別相談会の開催(1500万円)		
▽新規分野にチャレンジする事業者への緊急支援(2億6千万円)		
▽在宅勤務型テレワークを導入する事業者への支援(500万円)		
▽伝統工芸産業の需要創出(3億円)		
▽伝統芸能の披露の場の確保と技能の維持継承への支援(1億2千万円)		
▽温泉資源の存続(8千万円)		
■ **県民への情報提供など不安解消に向けた取り組み**		
▽きめ細かな広報・啓発(2億5千万円)		
▽WEB版企業説明会など大学生の就職活動に対する支援(500万円)		
▽放課後児童クラブ、放課後等デイサービスの利用支援(4千万円)		
▽家計が急変した世帯の高校生などに対する授業料減免等の支援(7千万円)		
▽個人向け緊急小口資金貸付原資の積み増し(生活福祉資金)(3億2500万円)		
▽生活困窮者への住宅確保給付金の支給(3200万円)		

2020年4月25日付北國新聞

県看護協会会長　小藤幹恵さん(62)

最前線の仲間に応援を

北陸ひと模様

1979年に金沢大学医療技術短期大学部看護学科卒業後、同大医学部付属病院に入職。2004年千葉大大学院看護学研究科修了。19年5月から現職。

「一言で言えば、人手不足で、仕事量が多くて、防護具が不足気味。今はどこの看護現場も全部大変」。新型コロナウイルス感染拡大の最前線に立つ看護師らの現状に危機感を募らせている。

特定警戒都道府県の一つに指定された県では222人（24日時点）の感染が確認されている。

特に金沢市など石川中央医療圏には9割程度が集中し、大きな負担がのしかかる。看護師の普段の残業時間は1～2時間ほどだが、現在は多い人で5時間の残業をする人もいるといい、休日返上で働くケースも。「緊急事態だから現場は踏ん張らざるをえない」と苦しい胸の内を明かす。

限られた物資を優先的に医療現場に回すことや、看護師らが業務に専念できるよう事務職を最大限活用することを今後も求めていく。

看護師らを脅かすのはウイルスだけではない。感染症への恐怖から、周囲から心ない態度を受けることもある。病院併設の訪問看護にあたる看護師の一人はある患者から「コロナを運んでくる可能性があるから、来ないでほしい」と伝えられた。現場では患者の家に上がるときには毎回靴下を履き替えることを強

医療物資の不足も医療従事者の不安を高めている。防疫機能が高い「N95マスク」や飛沫から顔面を守る「フェイスシールド」は原則使い捨てだが、アル

コールで消毒するなどして使い回すこともある。県などに対し、る。

満足な休息を取れないまま働き続けざるを得ない状況を改善するためには退職、離職した看護師らの助けが必要だと強調する。協会は4月中旬に看護職約200人に就業していない看護職に協力を依頼。病院のほか、軽症や無

症状の人が療養する金沢市のビジネスホテルでの活躍を期待する。「一人いるだけで違う」。応援団は多ければ多いほどいい。ここで何らかの仲間になってほしい。カギとなるのは家族の協力だ。「家族がだめと言ったら行けない」。「1週間に1回は行ってあげたら」「今月は行っておいて」と家族や近所の人が送り出してほしい」と呼び掛ける。

調したり、病院併設ではない訪問看護を勧めたりして継続した看護を守っている。また、感染者が入院中の病院からその他の病気の患者が転院する際、転院先の病院が「そんな人が来るの」というような態度を取ることもあった。「正しく理解して、こんな時だからこそ、冷静に物事を考えよう。不安と戦うには正しい知識や情報が必要」と訴える。

【井手千夏】

2020年4月26日付毎日新聞

新型コロナウイルスに感染した無症状・軽症者を受け入れる金沢市内のホテルで、感染者の看護態勢を構築した。気分が少しでも晴れるようホテルを「青空ハウス」と名付けた。患者の全快と感染終息を心から願う看護師を率い、石川県看護協会の小藤幹恵会長は「私たちが頑張らなければ県全体が影響を受ける」と使命感に燃えている。

21日に金沢市兼六元町の同協会で開かれた「青空ハウス」の説明会には、集まった看護師13人を前に、深々と頭を下げる小藤会長の姿があった。「皆さんは大切な仲間。力添えに感謝しています」。恐れずに協力を申し出てくれた看護師に優しく声を掛けた。

国内感染者が出た1月から、県看護協会では全ての行事を取りやめて感染対策に乗り出した。しかし、3月末の県内感染者数の増加は想像以上だった。「今は知識を学ぶのではなく使う時だ」。医師らと合同の勉強会や、ナイチンゲールの生誕を祝う5月の「看護の日」イベントも全て中止し、感染症と闘う覚悟を決めた。

ホテルの看護態勢を構築

患者ともにコロナと闘う

無症状・軽症者を受け入れるホテルについて
看護師に説明する小藤会長=金沢市兼六元町

「青空ハウス」で仲間と団結

県内の病院で医師や看護師の不足が伝わり始めると、自ら赴いて現場を視察した。同協会は、現在就職していない看護師204人に復職を要請。電話やメールを使って職員総出で協力を呼び掛けると、定年退職したベテランや看護資格を持つ大学院生も、施設運営

だという。もし今日のミスで患者や看護師の二次感染が起こったら、潜伏期間を過ぎた2週間後には最悪の結果となって現れる。「少しの迷いが手遅れになる」

看護師には上下関係を抜きにして問題点をすぐ共有するよう呼び掛ける。小藤会長は「不安なのは看護師も同じ。だが、患者を不必要に不安にさせることがあってはならない」と強調する。感染が終息して「青空ハウス」が普通のホテルに戻るその日まで、患者とともに闘い続ける。

県看護協会長
小藤さん

試練を超えて

に手を挙げてくれた。小藤会長は、青空ハウスで働く看護師たちを「ハッピーエンゼルチーム」と呼ぶ。開設当初は10人ほどだったエンゼルが今20人を超えている。現場には県内外のメーカーから最新のナースウエアや、疲れにくい靴が次々に無償で寄せられ

る。病院と違い服装を統一する必要はなかったが、「動きやすくコロナと闘う仲間としての一体感を得られる」と支援に感謝する。

未知のウイルスとの闘いはまだ始まったばかりだが、終息後に生かせる教訓も見つかった。それは、迷わずにすぐ行動する大切さ

2020年4月29日付北國新聞

看護師に心のケアを

コロナ患者受け入れ 県内の病院

人員や資材が不足 風評被害にあえぐ

新型コロナウイルスの感染者を受け入れた石川県内の病院やホテル療養所で、医療崩壊を防ごうと職員の懸命な努力が続いている。4人の看護師が5日までに、北國新聞社の取材に応じ、人員や資材の不足、風評被害にあえる病院やその他の患者を受け入れるための他の患者に心のケアが必要と訴えた。

3月半ばに感染者用の病棟を1棟確保し、受け入れを始めた県内の感染症指定医療機関では、感染者が病院に移った後、その他の患者が病院を移ったり受診やPCR検査が必要になったりといさいき悲鳴が上がった。

もいたけど、職員を守りたいと思って私が手を挙げた。小松市の民間病院のベテラン女性看護師は、保健所の依頼でPCR検体を主導した。「なんでも」と渡された職員への「心のケア」の現状を伝えた。現場を支える看護師らは「心のケアが必要」と悲痛な声が上がっている。

さらにクラスター（感染者集団）が発生した保育園で預かった「職員の子どもが保育園で預かりを拒否された」ケースもあった。電話取材に応じたある女性看護師が明かす。医療資材は枯渇に至っていないが、柄への長期戦を覚悟していると、「メンタル面のフォローを受けながら現場を維持するしかない」と切に願う、と述べた。

県内最大のクラスターとなり、5日までに10人が死亡した二ツ屋病院（かほく市）に話が及ぶと、「本当に頑張っていることを理解してほしい」と訴えた。

この病院にはコロナ感染者が入院していないが、感染症の指定医療機関であれば感染者が入院すれば、病床を確保するためその他の患者を受け入れることは少ない。看護師は、民間の病院も、本当に」生懸命に頑張っていると思う」と声を詰まらせた。

ホテル療養所の現状を語る中出さん（左）と干場さん
－金沢市内

寄り添えぬもどかしさ

金沢の療養ホテル 電話のみの「遠隔看護」

軽症者や無症状者が療養する「東横イン金沢兼六園香林坊」で看護師チームのリーダーを務める石川県看護協会職員の中出わかさん69＝加賀市＝と、メンバーの干場順子さん69＝金沢市＝が夜勤明けの3日、開所から20日たつ施設の運営の試行錯誤について、率直な思いを語った。

療養所の設置は、4月の県内の感染者急増を受けて急きょ決まった。中出さんは開設3日前にリーダー就任を拝命。リタイアして8年の干場さんは4月末にチームに加わったベテランメンバー25人はベテラン揃いだが、豊

「心配だ」「眠れない」訴え目立つ

かな経験ゆえにかえって戸惑いあった、と中出さんは明かす。

「患者に寄り添い、何かあればすぐ駆け付ける習慣が体に染み付いている」と言う2人も、電話のみでやりとりしており、タッフの活動ゾーンが厳密に分担されており、入所者は一人一人に感染、肺の活動を示す「血中酸素飽和度」の測定値を計り、便秘や頭痛などの症状がないかを確かめるのが「看護師の仕事」と声を荒げる石川県立中央病など。

入所者が原則個室で過ごし、廊下に出られるのは午

ホテル療養施設 PCR検査で陰性になって軽症に、軽症や無症状で基礎疾患のない人らが療養、生活する。看護師が常駐する仕組みなっている。ただ家族のように分担し、運営マニュアルは日々改定を重ねて中出さんは「細かくさまざまな支援を重ねて対応する環境が徐々に整っている」と先を見据えた。

前中だけ。入所者もなくは入院し、容体急変のリスクが低い人をホテルに移送する仕組みだけに、前例のない施設だけに、メンバーは緊急時のラインやりとりし、電話帳のように分担し、運営マニュアルは日々改定を重ねて中出さんは「細かくさまざまな支援を重ねて対応する環境が徐々に整っている」と先を見据えた。

「心配だ」「生活音が引く」「眠れない」「気分が優れない」といった訴えが目立ち、「フレガンをくれ」「容体が重要」れば医療機関に搬送する必要がある。熱っぽい「息が苦しい」といった声に対し、石川では一度病院に入院し、容体急変の度合いによっては病床逼迫の可能性もあり、干場さんは「長期化に対応する環境が徐々に整っている」と先を見据えた。

療養ホテル全員退所
県、当面借り上げ継続

新型コロナウイルス感染症の無症状・軽症者の受け入れ先として石川県が借り上げたホテルから3日、療養していた5人全員が退所した。療養者がいなくなるのはホテルの運用を始めた4月16日以来初めて。県は4月補正予算で半年間借りることができる予算を確保しており、国の指針に基づき、今後の感染拡大に備えるため当面、ホテルを借り上げたままとする。

県が借り上げた東横イン金沢兼六園香林坊（金沢市）は最大340室を活用でき、医師や看護師の人件費、患者の弁当代を含め、半年間で約7億円の経費を見込む。今後、感染者が増加して病床が不足する事態に備えるため、さらにもう1棟、計約700床を借り上げられるよう計14億円を4月補正予算に盛り込んだ。

県の担当者は「感染状況はいつ、どうなるか分からない。病床が逼迫する事態にならないよう、ホテルは確保しておく」と話した。

■ 県感染状況指標 ■	基準値	3日
感染経路不明者数（直近7日間平均）	1人未満	0.0人 →
PCR検査陽性率（直近7日間平均）※クラスター関連を除く	7％未満	0.0% →
病床使用率	50％未満	16.7% ↘
重症病床使用率	30％未満	6.7% →

新型コロナの県内発生状況

検査数(件)	感染者(人)	
2758 (13)	298 (0)	
	治療中	39 (▼7)
	うち重症	2 (0)
	うちホテル療養	0 (▼5)
	死亡	26 (1)
	退院	233 (6)

（）内は前日からの増加　▼はマイナス
3日午後4時発表

2020年6月4日付北國新聞

第14章

青空ハウスの活動は続く……

第一波が収束し、青空ハウスでの活動はいったん終了に。それでも今後の第二波に備えて、協会職員たちは様々な準備を行ってきました。そして感染者の増加を受けて、8月11日、青空ハウスは再開することになりました。以下に、再開までの看護協会の動きについて掲載します。

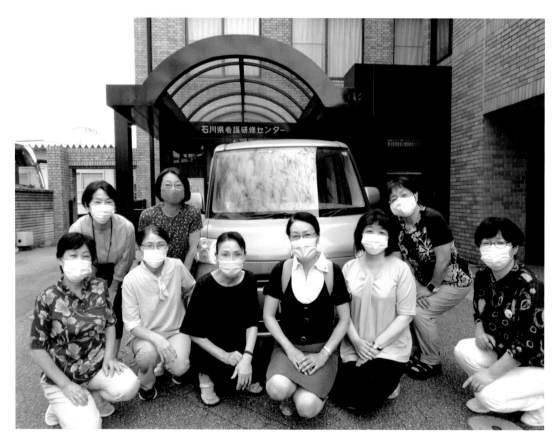

青空ハウス再開の日の朝

青空ハウス再開までの経緯

2020年6月22日（月）　13時30分～15時00分　看護協会2階研修室

「ハッピーエンジェル・感謝の会」を開催。参加者は協会職員・支援者の32名。

「青空ハウス」（第一波）支援活動の総括をはじめとして、第二波に向けた課題と対策についても意見交換した。

小藤会長は「チームハッピーエンジェル」の皆様へのお礼と感謝を述べ、今後の勤務については6月は待機（オンコール体制）、7月は発生状況に応じて依頼、オンコール体制を解除する旨を説明。ひきつづき支援活動への協力をお願いした。なお、入所者がいない間も「青空ハウス」の維持管理は県職員によって行われた。

看護職員はホテル看護休止中、県へ改善点の提案、看護マニュアルの改訂等を行った。

2020年7月20日（月）　9時00分～10時00分　看護協会役員ミーティング

石川県内での新型コロナウイルス感染症者の発生（7月17日）を受けて、「青空ハウス」再開時の連絡体制について検討した。

支援者への連絡は、発生状況に応じて勤務もありうるが、1週間程度前に知らせることを目安として県と連絡体制をとることとした。それにあわせて、8月分の勤務表作成に取りかかった。

2020年7月30日（木）　9時00分～10時00分　看護協会2階研修室

「青空ハウス」の県担当職員が「第二波以降の宿泊療養施設の運営について」のWEB説明会を開催し、協会職員および支援者の21名が参加した。

退所基準の変更、健康管理は厚労省システム（ハーシス）の利用、WEB（Zoom）利用による入所者への支援等についての説明を受けて、質疑応答、意見交換を行った。8月分勤務表の確認、勤務開始時の連絡体制についても説明した。

2020年7月31日（金）

「青空ハウス」支援者募集要項を作成し、ホームページに掲載、eナースセンターに求人票の登録を行った。新規勤務者が加わることになった。

2020年8月8日（土）

石川県内で複数のクラスターが発生し、「青空ハウス」再開の可能性が高い状況になったと石川県から看護師派遣の要請があり、支援者に電話連絡して再開の準備を整えた。

2020年8月11日（火）

本日より患者受け入れ再開のため、看護協会前で「青空ハウス」への出発者を励まし見送った。

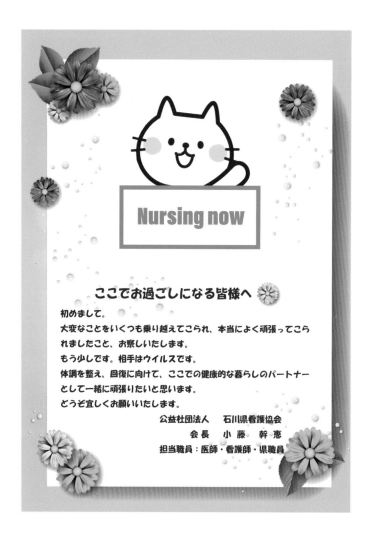

Nursing now

ここでお過ごしになる皆様へ

初めまして。
大変なことをいくつも乗り越えてこられ、本当によく頑張ってこら
れましたこと、お察しいたします。
もう少しです。相手はウイルスです。
体調を整え、回復に向けて、ここでの健康的な暮らしのパートナー
として一緒に頑張りたいと思います。
どうぞ宜しくお願いいたします。

公益社団法人　石川県看護協会
会長　小藤　幹恵
担当職員：医師・看護師・県職員

あとがき

　私は 2020 年 6 月から石川県看護協会に着任した。いろいろと大変な状況に直面しながらも、6 月 3 日には第一波での「青空ハウス」入所者 116 名の最後の療養退所者を拍手で見送る機会に恵まれ、その後は看護従事者への「感謝の会」を開催するに至った。青空ハウスでの "ミッション" を無事成し遂げたのである。

　それでも、県内で 4 月上旬から次々とクラスターが発生して入院病床がひっ迫していた当時は、宿泊療養ホテル開設に向けて、看護職の求人・協力要請、説明会や準備等々、多くの課題を短期間で行わなければならず、これは本当に大変なことだった。

　このたび、未知のウイルスへの不安の中で、青空ハウスでの看護を試行錯誤しながらマニュアル等を整備して築き上げていった活動の詳細を一冊にまとめた。使命を持って携わった看護者の覚悟や勇気に触れるとともに、今後の様々な困難にも大いに活かせる内容になったと自負している。

　7 月現在、当看護協会では第二、第三波に備え、引き続き青空ハウスでの看護従事者を募って再開に備えるとともに、全国的にクラスターが発生して問題になっている高齢者介護施設や障害者支援施設の感染防止対策の体制整備に取り組み始めている。

　具体的には、当看護協会内に相談窓口を設置し、施設からの疑問や不安について電話やメールで相談対応している。それに加えて、感染管理認定看護師等の派遣を希望する施設には、保健所の保健師や看護管理者等とともに赴き、施設内を巡回して助言や研修会を実施している。今後も、施設内に新型コロナウイルスを持ち込まない、早期に感知して拡げない工夫と対策を進めていきたい。

　今年はナイチンゲールの生誕 200 年にあたり、看護職の可能性を最大限に発揮し、人々の健康向上に寄与するために行動する Nursing Now キャンペーンが世界的に行われている。私たちはまさに今こそ、「看護の力で健康な社会を！」という希望を持って歩んでいく。

　　　　　　　　　　　　　　　　　　　　　　　　　　　　　　　　　　　小林千鶴

「青空ハウス」看護の記録
新型コロナウイルス感染症宿泊療養施設の 49 日間

2021 年 1 月 30 日　初版発行

編　著	公益社団法人　石川県看護協会 © 2021
発行所	丸善プラネット株式会社
	〒 101-0051　東京都千代田区神田神保町 2 丁目 17 番 電話　03-3512-8516 http://planet.maruzen.co.jp/
発売所	丸善出版株式会社
	〒 101-0051　東京都千代田区神田神保町 2 丁目 17 番 電話　03-3512-3256 https://www.maruzen-publishing.co.jp/

ISBN 978-4-86345-472-9 C0047
印刷・製本／大日本印刷株式会社